解痛逆齡
強腿
《《《 伸展法 》》》

笹原健太郎／著　周奕君／譯

100歳足腰のつくり方
一生自分の足で歩くからだ習慣

目錄

第1章 想要延長健康壽命？必須建立的5大習慣

第2章 打造健康腰腿的5大重點

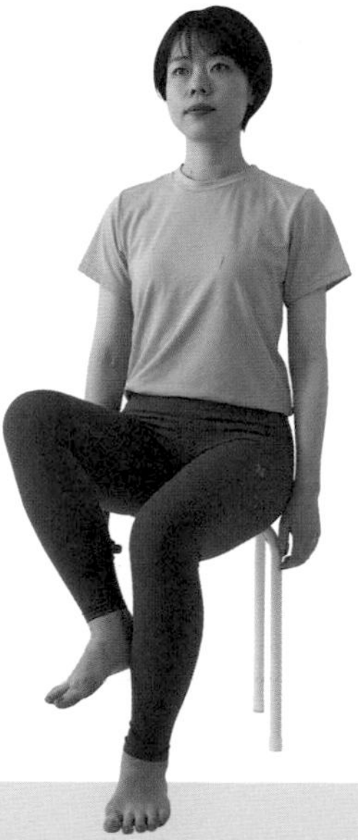

第3章 解除迷思！揭開腰腿功能惡化的真正原因

第4章 一起動起來！

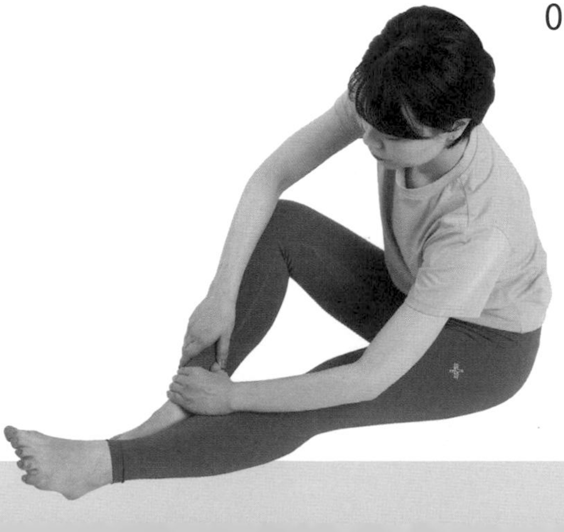

從今天開始執行100歲腰腿訓練計畫

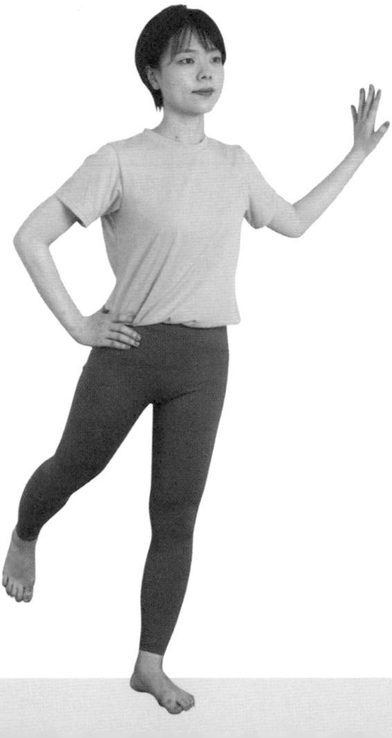

第5章 在日常生活中反覆練習，正確使用身體的方式

掃描 QR code
看真人動作示範！

影片為本書作者笹原健太郎親自示範，
請參照本書第 4 章的中文動作說明，
搭配影片邊看邊做，更快上手！

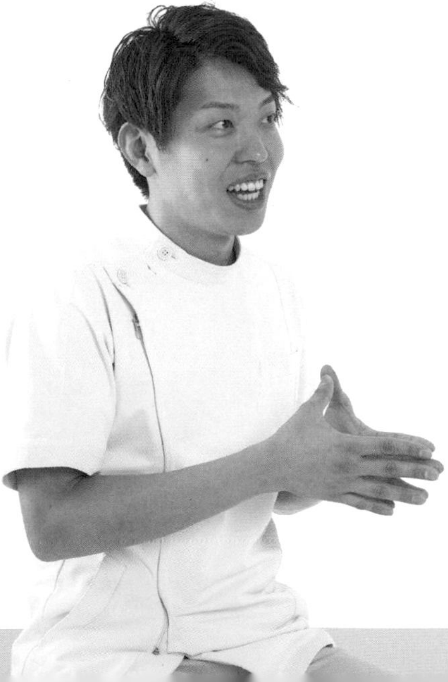

前言

長時間維持相同姿勢，是造成疼痛的主因

大家好，我是LEAF針灸整復院的笹原健太郎。我在大阪開業已經超過十年了。經營整復院的同時，也於七年前開設YouTube頻道「笹原健太郎的足腰保健」（笹原健太郎の足腰チャンネル）。

邁向「人生百年時代」，即使到了一百歲，我們也要能夠用自己的雙腳好好走路，生活每一天。為了幫助大家打造「一〇〇歲的健康腰腿」，我在頻道裡不只介紹整復的好處，還分享許多日常生活習慣與飲食建議。

如今，LEAF針灸整復院擁有來自全國各地廣大的患者，但是剛開業時，其實一點也不順利。當年剛開業時門可羅雀，只能吞下虧損慘澹經營，我還幾度打算放棄這個事業。

我還是大學生的時候，曾經在不同的治療場所實習，累積許多治療保健的經驗。因此學生時期懷抱著莫名的自信，心想待畢業後開店執業絕對會大受歡迎。如今回想起來才敢說，其實，開店初期我每天都在想：「為什麼沒有客人上門」、「開張時把話說那麼滿，結果卻根本做不起來？」苦惱和困惑逐漸在內心鬱積，每天都胡思亂想。

然後，就這樣自怨自艾了不知多久之後，我終於察覺到：「現在的我，真的能理解患者當下的狀態，並傾聽他們真實的感受嗎？」整復院開張以來，我就被時間追著跑，只顧著將心力投入在施術的我，或許從來就沒有「真正」面對過患者。

所謂「認真地直接面對患者」，不光是傾聽患者身上的疼痛不適，還有他們各式各樣的煩惱，或許，能做到這一點，才是整復治療真正的起點。我從這次的失敗中學到了一課，深深銘記在心。

事實上，很多年前，我也曾經是一名患者。那時我還在讀大學，有一天突然從腰部到雙腳感到一陣劇痛，一時間嚇得不知所措，趕緊前往附近的醫院看診。

後來，醫師判定我的狀況是椎間盤突出。後來我定期回診，持續接受舒緩疼痛的對症治療（symptomatic treatment，支持性治療），但病情始終沒能改善。日子一天天過去，我開始懷疑自己的腰會不會一輩子都治不好了。

就在那段忐忑不安的時期，我偶然遇到了一位曾經幫助我很多的整復師，並且接受他的治療。那位整復師仔細地聽取我的狀況之後，給了我許多建議，像是：為什麼會發生這類疼痛、如何從自己的生活習慣中找到造成疼痛的根本原因，以及首先該從調整自身的哪些習慣做起等。

我認真地遵從整復師的建議，原先不適的症狀很快就獲得改善，甚至幾乎完全康復了。

「養成習慣」比「接受治療」更重要

我之所以在前言說起這段經歷，是要讓各位讀者理解到，一切事物的發生都必然有其原因，身體也一樣。身體的疼痛不適也必然有其原因，而我們要知道，這正是身體向我們發出的訊號。為此，**千萬不要抱著「反正上了年紀總會這裡痛那裡痛的，這也是沒辦法的事」的想法，然後就忽視疼痛，什麼也不做。**事實上，只要各位能夠從調整自己的日常生活與長年累積的習慣做起，就是改變的契機。

對於邁向人生一百年的現代人而言，此時此刻正處在保健腰腿、延長健康壽命相當關鍵的時代。尤其是在五十歲到六十歲後，腰腿狀況愈來愈差的年紀，如果沒辦法下定決心改變生活習慣，只會讓身上的疼痛陷入惡性循環，之後想要改善也會變得愈來愈困難。

也許有人會說：「話是沒錯，但難道每天走一萬步或是做深蹲，無法打造出健康的腰腿功能嗎？」當然，實際情況並非如此。不如說對於平常就沒在運動的人來說，突然要他們每天走一萬步或是做深蹲，光是持之以恆就很困難了，更別說往往還會出現反效果。

這本書會告訴各位，在出門走一萬步之前，不妨先在家裡養成每天「擺腿十次」的習慣。**畢竟不管是對身體多好的運動，若沒辦法養成習慣也沒有意義。**我在書裡會介紹許多可以在日常生活中隨時養成的習慣，請各位務必一試。就算只做一項也好，如果能讓各位讀者因此擺脫疼痛漩渦、延長健康壽命，將是我無上的榮幸。

笹原健太郎

二〇二二年十二月

第 1 章

想要延長健康壽命？必須建立的 5 大習慣

爲了能一輩子用自己的腳好好走路，光是延長壽命還不夠，而是必須延長「健康壽命」。雖然現在有越來越多人的確也贊同要爲了延長健康壽命有所準備，卻又往往覺得太麻煩、費事而跨不出第一步。

因此，我在書中會向各位讀者介紹，就算沒做肌力訓練，只要靠一些從今天開始就能快速建立的習慣，即可充分達到延長健康壽命的效果。以下是五個建議從今天就立刻開始養成的「延長十年健康壽命的每日好習慣」。無論你想從哪一種開始做起，總之，現在馬上就開始執行吧！

每天曬曬早晨的太陽

紫外線對人體有害，是一種先入為主的刻板印象。

事實上，人體需要適度地曬太陽，才能有助於生成維生素D，提升免疫力。

小時候都說，就是因為一到暑假，整天上山下海把自己曬得一身黑，才沒染上感冒。事實上，那是因為來自皮膚中由於陽光的紫外線所照射生成的維生素D，進而增強免疫力後得以預防感冒的一種機制。

可是在現代人眼中，紫外線成了皮膚癌、加速皮膚老化的元凶，更是保養美容的天敵，別說曬太陽了，根本避之唯恐不及。事實上，在日照時間短的北歐各國，政府都會建議他們的國民多做日光浴，不少電視和報紙也曾做過類似的專題報導。

當然，要是曬過頭了對身體可沒有好處。只需要曝曬在適度的陽光下，讓體內生成有助於健康與鈣質吸收的維生素D，如此一來改造體質的同時，也能提升免疫力，預防疾病。

一般來說，理想的曬太陽時間是一天二十～三十分鐘。如果覺得時間太長不容易達成，不妨先從二～三分鐘開始。另外，**就算是陰天或雨天，也要養成早上起床後就打開窗戶沐浴在陽光下的習慣，**這一點很重要。

習慣②

盡可能加快身體動作的速度

「慢慢動」其實正是身體僵硬痠痛的原因！加快身體動作的速度，不僅能維持良好的平衡感、增加身體穩定度，還能防止跌倒等意外狀況。

年輕的時候，就算立刻站起來，身體既不會搖晃，長時間維持在相同的姿勢也沒問題。相較之下，上了年紀之後不僅步態變得不穩，再加上肌力不足，也難以維持正確姿勢，這是因為身體的平衡感隨著年紀日漸衰退所致。但很多人反而誤以為，這種時候，只要讓行動「慢下來」就好。

但是，當身體動作的速度變得緩慢，大腿肌肉也會開始變得僵硬，重心跟著下移，如此一來，身體會變得更加遲鈍。另外，當下半身處在僵硬狀態時，身體也會變得更搖晃不穩，進而增加跌倒的風險。在這種情況下，要是一個不小心跌倒骨折，身體活動起來更不便，就只會陷入平衡感更差的惡性循環。

為了預防掉入這種惡性循環，**加快日常生活中的動作、維持平衡感很重要。**當然，當身體不適或疼痛時不要勉強。請在身體狀況允許的情形下，即便只是有意識地在從椅子上起身，或是走路時加快動作，都可以慢慢感覺到改變。

像這樣在日常生活中稍微加快動作的速度，就能有效防止平衡感衰退，打造出到老都能穩穩地用自身雙腳走路的健康身體。

習慣③

盡可能增加關節的活動範圍

騎腳踏車或是做收音機體操，
不會承受來自地面的衝擊力，對身體負擔較小！
比起走路，更有助於提升關節活動度。

如今愈來愈多人相信，想要延長健康壽命，時常快走，或是專注在肌力訓練上，就可以達到一定的成效。然而，這樣的觀念其實隱藏著一個陷阱。

大家聽了可能會感到意外，在花很多時間快走或進行肌力訓練的人當中，弄壞身體的案例其實並不少。以走路來說，假使走路姿勢錯誤，甚至走太久，都會加重膝蓋和腰部的負擔，有時還會引起疼痛或導致骨骼變形。

為了避免前述風險，**運動時切忌投入過長的時間，遵守短時間內精準鍛鍊的原則很重要**。每天只要花五分鐘，而且是日常生活中也能做的提升關節活動度的練習就好。如果要推薦的話，我建議不妨騎腳踏車或做收音機體操。

騎腳踏車時，身體承受的地面衝擊力較低，另外，反覆同一種動作對於膝蓋和腰部的負擔也最小，還能同時屈伸髖關節和膝關節。如果膝蓋和腰部都沒問題，可以加快迴轉速度，從而對肌肉舒緩與強化關節屈伸能力等方面，更有幫助。

至於不會騎腳踏車的人可以做收音機體操，同樣具有增加關節活動範圍的效果。無論你選擇做哪一種運動，都請盡可能每天進行，養成習慣最重要。

伸懶腰時一起來個深呼吸

健康的關鍵不只有飲食，氧氣也很重要。
不妨透過伸懶腰時一起深呼吸，藉此活化肺部機能吧！

為了維繫健康壽命，如今愈來愈多人會關注自己從飲食中所攝取的營養。每天攝取足量的蔬果和魚類等食物，的確和延長健康壽命有著密不可分的關係，但是想要延長健康壽命，還有一個很重要的因素，那就是：**攝取足量的空氣，透過呼吸新鮮空氣，也有助於血液循環**。

如果長時間都維持同一個姿勢、身體保持不動，上半身會變得僵硬，這時隨著肋骨閉合，肺部活動降低，呼吸就會跟著變淺。不過當然，攝取氧氣量降低也可能和全身其他的不適症狀有關。

深呼吸可以穩定自律神經，有益身體健康，所以不妨偶爾搭配伸懶腰，拉伸背肌的同時還能放鬆上半身肌肉。

雙手向上伸展時深深吸足一口氣，雙手垂下時則緩緩吐氣，每天進行約十秒就好，如此不僅能增強肺部功能，也有助於延長健康壽命。

用米飯取代早餐的麵包

麵包或麵食中富含麩質，一旦攝取過量可能會損害腸道健康。所以，盡量改從米飯攝取人體所需的碳水化合物吧！

為了延長健康壽命，很重要的一點，就是要維持良好的腸道環境。然而，**如果攝取過多小麥粉中富含的麩質，就會損及腸道健康。**

消化不良會導致代謝變差，進而讓負責將有害物質排出體外的代謝機能，也跟著一起衰退。當免疫力因此下降時，罹患各種疾病的風險自然隨之增高。不僅如此，一旦腸道消化吸收的能力變差，身體轉換能量的效率也會變慢，這時人就會容易感到疲倦或提不起勁。

還有一點也必須注意，長期食用過多小麥，累積下來很可能會造成消化機能衰退。所以像是麵包、餅乾和麵食這類富含小麥的食物，請減少整體的食用量。

至於具體的改變作法，例如，早上吃麵包、中午吃麵的人，請在其中一餐改成米飯。盡量以米飯作為人體所需的碳水化合物來源，因為從消化作用的觀點來看，米飯比麵包或麵食更適合食用。

幸好遇見了笹原先生，擺脫永無止境的復健人生

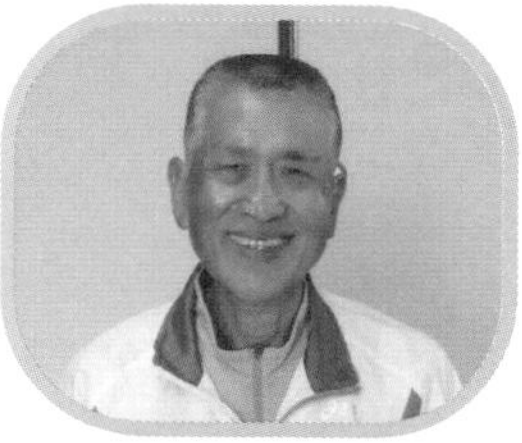
膝蓋的半月板損傷
（本田安男先生／74歲）

我在七十歲的時候，因為膝蓋痛前往外科看診，當時醫師做出的診斷是半月板損傷。於是我開始做復健，同時搭配藥物治療，整個療程長達一年之久。可是症狀反反覆覆、時好時壞，即便我已經非常努力配合治療，依舊遲遲無法改善。最後醫師在束手無策之下，建議我動刀接受膝關節手術。

「整個治療過程中，我都遵從醫師的指示進行，卻還是被告知得動手術，我實在無法接受。」

當時我感到十分灰心，也對醫院產生了不信任感，之後就沒再回診了。但接下來該怎麼辦呢？我很迷惘，這時正好在網上瀏覽到笹原先生的「LEAF針灸整復院」官網，網站上介紹笹原先生採取的是一種找出疼痛原因並對症下藥的根本療法。

「說不定在這裡治得好。」我的內心湧上一股希望，趕緊前往整復院諮詢。初診當天，笹原先生親切地確認我的狀況之後，指出我的膝痛其實是來自錯誤的走路方式；錯誤的走路方式會帶給膝蓋過大的負擔，以致症狀才遲遲無法改善。

兩個月後，膝蓋就不痛了！無論是走路或務農都很輕鬆

接下來，笹原先生告訴我，**正確的走路方式應該是上身先往前傾，而不是先伸出腳，這樣才不會造成膝蓋負擔**；與此同時，我也接受了舒緩膝蓋四周肌肉的

施術。就這樣，我一邊在院內接受治療，一邊改善自己的走路方式，差不多兩個月後，一直困擾我的膝痛居然消失了。

在這之後，我還是持之以恆地進行著笹原先生教給我的各式伸展運動，慢慢地，走路和下田務農再也不是問題。

那段時間，我曾經對於不得不接受手術的處境感到絕望，沒想到這麼快治療就發揮效果。能夠遇見笹原先生、沒有放棄治療實在太好了，至今我仍懷著深深的感謝。

第 2 章

打造健康腰腿的 5 大重點

開始打造 100 歲健康腰腿之前，
先來檢視一下自己的運動、身體和生活習慣吧！

重點①

為什麼走一萬步很危險？

為了健康「每天走一萬步」是錯誤的觀念嗎？

事實上，若是平常沒有運動習慣的人，突然開始走一萬步，反而會讓關節或肌肉一時難以負荷，進而導致疼痛，這也是造成退化性關節炎和脊柱管狹窄症的原因之一。

沒有運動習慣的人，或是上了年紀的銀髮族，全身的肌肉和關節周圍平常會處在比較緊繃的狀態。這時如果**只因為大家都說走一萬步對身體好，卻沒做任何準備就突然開始走一萬步，反而有害身體健康。**

不僅會造成關節和肌肉損傷，甚至當身體在充分休息、以恢復受到損傷的關節和肌肉時，免疫力也會跟著下滑，導致各種疾病找上門。

關於這一點，從運動選手身上更容易輕易得發現。

在比賽時雖然表現得意氣風發，其實他們往往很容易著涼，或是染上流行性感冒。這是因為運動選手平日進行的高強度運動訓練，會造成肌肉極度疲勞，導致免疫力隨之下降，提高了感染疾病的風險。因此，在進行重量訓練或肌肉得用力的運動時，從適當的負荷強度開始很重要。

「走過頭」會引起各種不適症狀

快走等適度的有氧運動能促進血液循環，從心臟送出更多血液到全身血管，讓血管變得更粗。但是突然走一萬步是屬於過量運動，會帶給血管負擔，甚至生成活性氧，而這可能是導致動脈硬化等疾病的原因。

話雖如此，我們仍需要透過適度的運動來促進血液循環，以預防心血管疾病和失智症等疾病，千萬別因噎廢食了。

錯誤的走路方式是「疼痛」與「臥床不起」的原因

膝蓋痛或腰痛的人必須格外注意，錯誤的走路方式會帶給關節過大的負擔，同時，隨之而來的地面衝擊力，也會影響到身體各個部位。

別看平常走路沒什麼感覺，其實每走一步，都會承受來自地面的衝擊力。因此，要是持續走一萬步，勢必會加重身體的負擔，造成疼痛或各種不適症狀。所以**首要之務，就是學會正確的走路方式**（見頁一三四的詳細解說）。只要能正確使用肌肉，就可以減少地面衝擊力，也有助於預防老後長期臥床的風險。

因此在走路時，不妨先從適度的步數開始，之後再慢慢增加行走的步數。與其立下「今天一定要走〇〇步不可」的緊迫目標，不如養成「日常生活中一天的步數＋

二十分鐘快走」的習慣就好。

此外也要選對走路的時間。早上身體仍處在比較緊繃僵硬的狀態，等過了中午到傍晚之間，身體才會真正放鬆下來，所以，不妨在這個時候使用正確的走路方式快走，效果更好。

重點②

現在這樣坐椅子很舒服，但上了年紀後就會臥床不起？

為了打造健康的老後生活，絕對要避免的一種行為，就是：長時間維持相同的姿勢，這樣會導致肌肉變得緊繃僵硬，影響關節的活動範圍。要防止這種情況發生，在從事肌力訓練或深蹲之前，應該先維持肌肉柔軟度和關節活動度。

這世界上有「一種行為」，一旦在不知不覺間持續做下去，老後就會慢慢變得無法行走，同時也會提高長期臥床的風險，那就是：長時間在椅子上，久坐不動。明明看起來是很輕鬆的舉動，實際上也會讓人覺得內心平靜愉快，可是當時間一長，這樣的姿勢卻會對髖關節和腰腿造成負面的影響。

久坐的人生，只會讓關節可動範圍愈來愈狹窄

說起來大家可能會覺得很驚訝，其實人類的身體構造更適合躺在硬邦邦的地板上，而有時站著、有時坐著，還可以增加關節的可動範圍，提升關節的活動能力，維持身體的柔軟度。

過去日本人的生活起居以地板為中心，一直以來延續著相應的生活型態。但是進入現代化生活之後，日本人紛紛過起西式生活，逐漸習慣了西式廁所和坐椅子。正因如此，關節在這樣的變化中開始減少屈伸、活動範圍縮減，關節可動範圍也愈來愈狹窄受限。

所以老是坐著不動的人，就會在毫無覺察的情況下，縮小其關節活動範圍，並出現關節僵硬的問題。

從事深蹲或肌力訓練前，一定要做的事

現代人為了預防老後長期臥床，紛紛做起了深蹲或肌力訓練，可是當關節處在僵硬狀態下從事這些活動時，反而會提高行走困難或臥床不起的風險。

因此，我們在做深蹲或肌力訓練前，**首先要盡可能減少坐在椅子上的時間，然後每三十分鐘變換成站姿。**舉例來說，不坐椅子的時候可以不時蹲踞或側躺在地上，如此一整天累積下來大範圍活動、屈伸關節的時間更多，長期下來比起偶爾做深蹲或肌力訓練還來得有效。

此外，如果能搭配關節屈伸運動，可以得到更好的效果。養成屈伸關節的習慣，比起做深蹲或走一萬步更能有效舒緩關節的僵硬程度。不過，當起身或坐下會感到疼

痛時，就請千萬不要勉強自己。

我在前文也提過，進行關節運動時要盡可能快速反覆地進行。雖然一開始可能會因為關節僵硬，持續練習下來有點辛苦，但慢慢地就會愈來愈輕鬆。

切記，關節一旦變得僵硬，就會逐漸走向老化，而且無法再回復到最初的狀態。所以充分活動關節、防止關節硬化，是迎接老後健康生活最重要的課題之一。

打造一輩子健康腰腿的3個叮嚀

「錯誤的作法」或「根本不適合自己身體的方法」就算做再久，也沒辦法打造出到老都能行動自如的健康腰腿。

在這裡要介紹「三件真正該做的事」，幫助大家一輩子都使用自己的雙腳好好走路。

❶按部就班，不可以一開始就立刻鍛鍊肌肉

雖然很多人認為，鍛鍊肌肉對於腰腿更好，但實際上打造健康腰腿需要按部就班，過度訓練反而會讓肌肉變得僵硬、關節可動範圍變小，活動力也愈來愈差。因此最重要的是**先舒緩僵硬的肌肉，讓關節在沒有負擔的情況下充分活動。**

尤其，當髖關節活動困難時，身體容易失去平衡，甚至跌倒，進而造成骨折或無法行走的狀況，引發腰腿不適的惡性循環。要打造一輩子都能行動自如的雙腳，關鍵不在於練出硬邦邦的肌肉，而是讓關節處在可以充分伸展的狀態。

所以不要一開始就去舉啞鈴，或是做一些加重肌肉負荷的訓練。首先應該要做的，是不會造成肌肉負荷的屈伸運動。然後透過快速屈伸運動，打造出有如橡皮般伸縮自如的肌肉，如此一來，就能讓全身關節充分活動，腰腿功能也可以靈活自如。

❷多喝水，攝取充足水分

可能有人會問，攝取水分和腰腿健康有什麼關係？其實水分多寡和肌肉狀態息息相關。就像橡皮筋一樣，新橡皮筋伸縮起來極富彈性，舊橡皮筋卻變得乾燥容易斷裂。

所以，為了讓肌肉也能伸縮自如，必須讓肌肉保持在富含水分的潤滑狀態。尤其是行動不便的高齡者，往往為了避免起身上廁所而減少攝取水分，但這樣下去，只會讓身體和肌肉因為缺水而失去柔軟度，彎曲、伸展困難。一旦關節功能惡化，也會對腰腿功能產生不好的影響。

關於適度的水分攝取量，超過五十歲的人建議一天攝取「體重×三〇〇毫升」。由此推算，體重五十公斤的人每日應攝取一．五公升的水分、六十公斤則每日要攝取一．八公升的水分，以此類推。

當然，這只是建議的攝取量，畢竟突然要你實際攝取目標量的水分還是比較困難些，所以剛開始不妨嘗試在一天內，將一公升的水分次飲用就好。

❸ 不要拿年紀當藉口，而不去工作或停止從事嗜好

很多人上了年紀之後，大多會展現出退休後要享受第二人生的態度，或者，加上身旁的人推波助瀾「都這把年紀該退了吧」，往往就辭去了工作，結果，到頭來連平

常從事的活動都失去了興趣，整日待在家裡。

在我多年來的施術經驗中，雖有看過無數長期臥床的高齡者，卻也有許多依舊活力旺盛的高齡者。其中看起來很年輕、腰腿狀態也很好的高齡者，通常都還待在職場，且對自己的休閒嗜好樂在其中。我也遇過長年下田的老農，上了年紀之後在周遭人建議下退休在家，沒想到，腰腿功能卻大幅衰退到幾乎臥床不起的狀態。

事實上，這本來就無關年紀，因為人類身體的天生構造就是要動。如果搬出年齡當藉口就不活動腰腿下半身，只會讓身體變得愈來愈衰弱。

「都這把年紀，〇〇已經做不來了。」請拒絕這樣的想法。想要擁有健康的老後生活，最重要的，就是不要中斷自己投入的工作或興趣。至於嘴上說著「話雖如此，但也不知道該做什麼」的人，只要能夠充分維持活動腰腿的習慣就足夠了。

造成關節痛惡化的4大迷思

在長期臥床和健康壽命的相關話題中，存在著人們經常會陷入的4種迷思，正是因為這些迷思，使得關節痛與變形的問題持續惡化。

接下來，我將為大家說明這些常見的迷思與錯誤觀念。

迷思❶「體重增加」是關節疼痛或變形的原因？

「肥胖的人＝容易引發關節痛或變形」的觀念是錯誤的，事實上，體重較輕的患者中，深受關節疼痛或變形所苦的，也大有人在。由此可見，體重增加並不是直接導致相關症狀的主要原因，其實關節痛的真正原因來自：關節功能低下。

當身體某些部位的關節活動度變差時，周圍的關節就會習慣性地產生代償作用。

舉例來說，長時間久坐不動，髖關節會變得緊繃僵硬，這時膝關節會為了替代髖關節的活動低落而過度消耗，進而出現疼痛或變形的症狀。所以，像是髖關節、肩關節或肩胛骨這類人體中活動度大的關節（關於「關節可動性」，詳見頁五十七），平常就要養成充分伸展的習慣，以免變得僵硬而引發更多的問題。

迷思❷ 關節相關的保健食品「有吃有保庇」？

最近在電視和網路購物的強力推薦下，許多宣稱能補強受損軟骨、防止膝痛的保健食品大受歡迎。然而實際上，軟骨本身並無血流，因此就算服用再多宣稱有強大療效的營養輔助食品，也沒有能將這些營養素輸送到膝蓋軟骨的血流。

也就是說，吃了這類保健食品，但沒有血流的話根本幫助不了軟骨的修復，所以防止膝痛的效果相當有限。

迷思❸ 讓疼痛的關節休息？

乍聽之下似乎有道理，但讓關節休息同時放緩屈伸動作，實際上會導致患部周圍的肌肉誤判「這個關節不要動比較好」，反而變得更僵硬。於是，隨著一次次的「休息」形成了疼痛加劇的惡性循環。

關節本來就是以活動為目的，停止關節的活動功能，只會讓疼痛症狀日趨惡化。

一旦關節的緩衝功能隨之衰退，身體就會直接承受來自地面的衝擊力，對全身各個部位造成更大的危害。

迷思❹ 肌力訓練能改善關節痛與關節變形？

我們時常聽到一種說法，聲稱鍛鍊大腿肌肉能消除膝痛，以及鍛鍊肌力對於關節痛有多少好處等。但其實反覆進行這類高強度訓練，只會讓肌肉變得緊繃僵硬，反倒成了導致關節疼痛與變形的原因。

與此相對，真正的關鍵在於打造「柔軟的肌肉」，因此首先要做的是舒緩肌肉，同時讓關節充分伸展。

重點⑤

為了避免疼痛復發，「治本」最重要

無論是膝痛或腰痛，就算透過電療或按摩等方式緩解疼痛，也只是短期的「治標」療法；如果忽略了從「根本」來解決問題，症狀還是會一再復發。若想從根本原因來預防，就必須修正日常中對身體造成損傷的習慣與動作。

待疼痛發生時，病情多半早已發展好一段時間

膝痛和腰痛有時候發作起來毫無徵兆，且多半是突然就出現劇烈的疼痛，為什麼呢？其實這類棘手的症狀，例如，關節痛、腰痛和五十肩等，往往在自己不覺得疼痛時，病況就已在緩緩發展了。

誠如前述，如果日常生活中總是長時間保持同樣的姿勢，或是站著工作太久，關節就會變得緊繃僵硬，以致造成關節疼痛和變形。這也表示，我們在感到疼痛之前，早已不知不覺維持某一種動作或姿勢好一段時間，而關節慢慢累積的負荷逐漸超過可承受的程度，於是在某個時間就突然發病了。

正因如此，即便我們在疼痛發生時立刻採取對症治療，但造成疼痛的真正原因卻是來自於日常生活中的行動，根本難以避免再次復發。

欲根治疼痛，必須結合「對症治療」與「根本治療」

以大家最常見的蛀牙為例，蛀牙的原因主要來自愛吃甜食或沒有正確刷牙，對吧？可是在蛀牙的初期階段，我們並不會立刻感到牙痛，而是在這樣的生活型態持續好一段時間後，牙痛才突然發作。

這時就算找牙醫治療後暫且止住了疼痛，但只要引發牙痛的原因沒有改善，遲早會再次復發。因此，我們需要同時採取根本治療，與緩解蛀牙疼痛的對症治療雙管齊下，包括：調整飲食型態、學習正確的刷牙方式，並將這些改變真正融入生活，才可能達到根治疼痛的效果。

膝痛或腰痛也一樣，除了進行電療或按摩等對症治療，也要同時施加根本治療。例如：平常就要仔細感受全身的肌肉狀態，針對僵硬部位多做伸展放鬆；改掉久坐不動的壞習慣；透過適度的運動勤快地活動關節，如此一來，才能有效預防症狀復發。

在不覺得疼痛的日常中，養成「讓身體動」的習慣

疼痛之所以屢屢復發，主要來自於我們在不覺得疼痛時所累積的行動，所以，即便透過對症治療抑制疼痛，但卻不去改變引發疼痛的動作或行動，不論治療幾次，疼痛都會再次復發。還有一點很重要，就是必須明白現在不痛不代表身體沒事；在不覺得疼痛的日常中養成「讓身體動」的習慣，才是最好的保健對策。

第 3 章

解除迷思！揭開腰腿功能惡化的眞正原因

現代人都誤解了，糊里糊塗就開始鍛鍊身體很危險！
本章將揭開迷思，讓各位了解腰腿功能之所以惡化的眞正原因。

疼痛或骨骼變形的原因不是年紀，而是肌肉過度使用

多數人在面對身上的慢性疼痛或骨骼變形等症狀時，一貫的說詞通常都是「上了年紀也沒辦法」。

可是在這麼多高齡者中，有的飽受疼痛所苦，有的卻絲毫不覺得疼痛，不免就令人懷疑，是否有「高齡」以外的其他因素呢？深入探索之後，出乎意料的一大原因竟是「肌肉過度使用」，而這和疼痛有著密不可分的關係。

正確的姿勢，是維持肌肉柔軟度的關鍵

上了年紀之後，膝痛、腰痛、頭痛、肩頸痛等各種症狀接連上身。然而實際上，老化並不是造成這些疼痛的根本原因。**我們真正該警覺的是身上的「僵硬肌」，這些緊繃僵硬的肌肉才是各種疼痛的溫床。**

舉例來說，悠閒地癱在沙發上看似很輕鬆，其實這時腰部肌肉正處在努力撐起沉重上半身的狀態；原本想讓身體休息，結果只是讓肌肉暗自做苦工，並且變得僵硬疼痛。所以，請大家務必在腰部過度緊繃引發疼痛前，學會不再讓肌肉緊張兮兮的正確姿勢。

從放鬆姿勢開始，養成固定保持正確姿勢的習慣

接下來，要帶大家使用正確的姿勢坐椅子。請將手掌放進臀部下方至可以觸碰到

骨頭突出的位置後，立起骨盆，挺直背脊。然後像是要鞠躬或低頭寒暄一樣，微微收起下巴（詳見下圖）。

然而要一直保持這個姿勢很困難，所以一開始只要每三十分鐘自我矯正一次正確的坐姿就好。之後隨著反覆不斷的練習，慢慢地不用太刻意也能保持正確的姿勢。

至於正確的站姿，則會用到大腿內側和腹部的肌肉。建議可以取一條毛巾纏在大腿內側，像是稍微前傾鞠躬一樣站立。這時去感受大腿和位於下腹部的恥骨，避免下腹突出（示意圖詳見頁

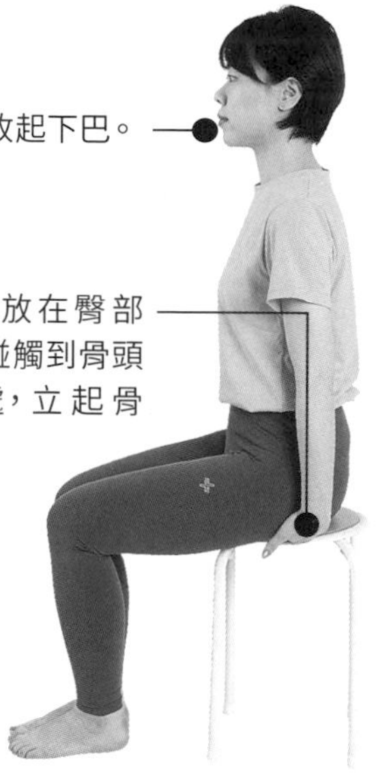

微微收起下巴。
手掌平放在臀部下方，碰觸到骨頭突起處，立起骨盆。

◀ 正確的坐姿

一二四）。和坐姿矯正一樣，每二十～三十分鐘自我矯正一次正確站姿即可。順帶一提，身體容易晃動不穩的人，原因就來自於長期的姿勢不良。

想辦法在日常生活中維持正確姿勢，並說它是預防甚至是消除疼痛最優先要做的事，一點也不為過。為了一輩子好好地用自己的雙腳走路、生活，以下事項請大家在平日就要不斷地自我提醒：

❶保持身體姿勢對稱。
❷下腹部稍微用力收緊。
❸伸展背部肌肉。
❹立起骨盆。
❺不過度後彎。
❻放鬆肩膀。
❼時常意識到頭上像有一條線在牽引，保持下巴收起的姿勢。

即使做了運動或伸展，但肌肉依舊無法放鬆的原因

為了減緩老化，不少人積極做起了深蹲和肌力訓練。

但大家知道嗎？從事這類活動時，

只要一個不小心就可能會導致關節痛或關節變形的症狀更加惡化。

關節分為可動性強的「可動關節」（Diarthrosis）

與安定性強的「微動關節」（Amphiarthrosis），

如果沒有充分活動有助於身體可動性的可動關節，

肌肉就會變得無比緊繃僵硬。

了解「可動關節」與「微動關節」的構造與差異

不論做多少運動或伸展，肌肉都無法變柔軟的人，以及深受膝痛、退化性關節炎、腰痛或脊柱管狹窄症所苦的人，請進一步思考以下兩個原因。

首先，當可動關節因為僵硬的肌肉而活動度下降時，就容易引發周圍的肌肉因代償作用而變得僵硬。

所謂的關節，分為可動性強的「可動關節」與安定性強的「微動關節」兩大類（詳見次頁圖示）。

如果可動關節不動，周圍的關節就會產生代償作用。比方說久坐不動以致髖關節緊繃，活動表現下降，導致本來只需要負責彎曲、伸展功能的膝關節被迫出力代償，就會衍生出膝痛與退化性關節炎等症狀。

■「可動關節」與「微動關節」■

○ 可動關節（Diarthrosis）

其中「 球窩關節 」如：肩關節、髖關節的移動範圍最廣，能進行複雜動作，展現身體豐富的可動性。

微動關節（Amphiarthrosis）

就像門軸上旋轉的合頁，活動範圍受到限制。

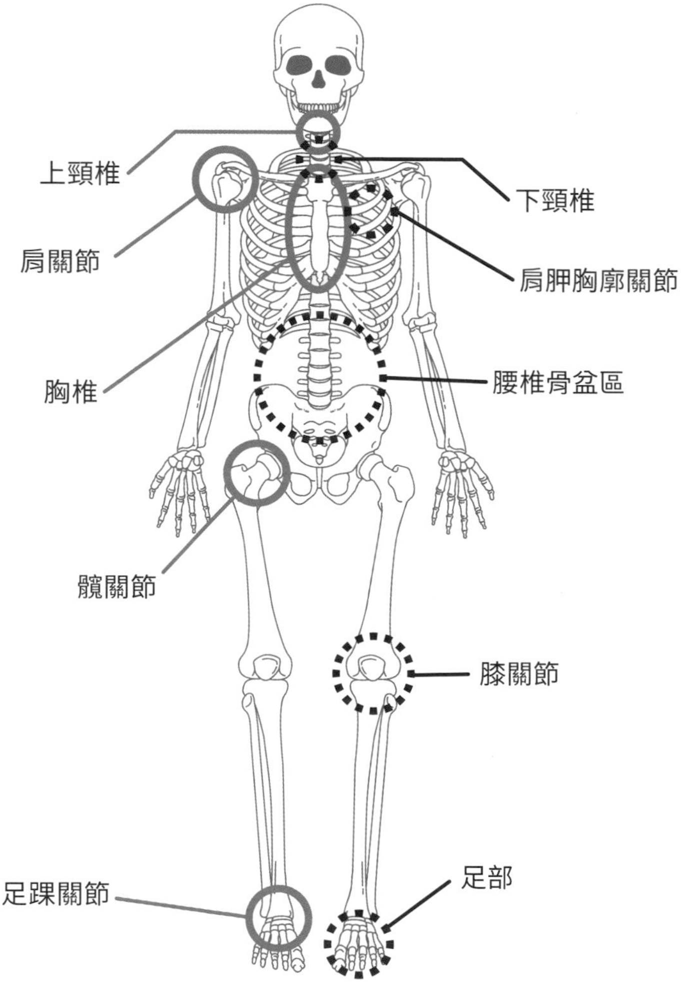

地心引力會助長累積在各關節處的壓力

還有一點，地球上所有生物都會受到地心引力作用的影響。也就是說，當長時間久站，下肢就會不斷承受來自上肢的壓力，肌肉也會持續收縮而變得緊繃僵硬。這時，肌肉不可能光靠零星的運動或鍛鍊就可以立刻回復成柔軟狀態，理所當然地，疼痛和變形的症狀只會愈趨惡化。

所以，無論如何我們都要盡量**避免長時間維持同樣的姿勢，或是處在同一種狀態。**與此同時，不時拉伸一下背部肌肉，讓全身上下收縮僵硬的肌肉都能獲得充分的伸展與放鬆，非常重要。

一旦脊椎變形之後，腰腿、肩膀的問題就會陸續出現

飽受膝痛、腰痛或五十肩困擾的人，往往只將注意力放在感到不適的患部，因此看不見症狀背後真正的原因。記得，身體各部位之所以會出現症狀，一定都有一個根本原因，正是這個原因導致症狀反覆發作。

很多人上了年紀之後渾身疼痛，並為此苦惱不已。可是這些人往往不想去了解真正的原因，只是一味地治療疼痛的部位。然而，就算針對引發疼痛的部位反覆採取對症治療，卻沒有找出根本的原因，往往症狀很快又會復發了。

如果任何症狀都只看表面問題，就無法了解病情的全貌，同樣地，**如果只將注意力放在患部的疼痛和症狀上，也無法達到完全痊癒的狀態。**

舉例來說，膝痛或腰痛通常來自於長時間保持相同的姿勢，進而造成背部肌肉和骨盆活動度降低、變得僵硬，以至於肩頸、膝蓋和腰背承受過大的負擔。

年輕的時候，就算姿勢不良或運動不足，還可以因為肌肉仍維持在柔軟的狀態多少撐過去。可是隨著年紀增長，如果姿勢還是不良、運動量還是不足，愈來愈僵硬的肌肉就再也無法負荷了。

從年齡層來看，二十歲和三十歲這兩個世代的問題多半在脊椎和骨盆一帶，症狀以腰痛或椎間盤突出居多；四十歲和五十歲世代的狀況則是往下肢走，通常會出現膝痛等症狀；超過五十歲之後就是上半身的五十肩等肩部疼痛問題。由此可見，若沒有解決肌肉僵硬的問題，身體的疼痛和退化所造成的損害就會持續惡化。

脊椎的S形曲線，扛起了整個身體的承重緩衝機能

接下來，要帶大家了解疼痛的根本原因。一個健康的脊椎，其從頭部、頸椎、脊椎，一路往下到腰部，呈現S形的優美曲線，並扮演著承受地心引力和地面衝擊力的緩衝角色。

在這種緩衝機制的保護下，能讓身體保有一定的柔軟度，關節或肌肉也可以在沒有負擔的情況下維持在健康狀態。可是，當我們因工作等因素長時間久坐，脊椎就會變得過度彎曲，甚至駝背，骨盆也會跟著後傾。

這時，原本作為緩衝的脊椎不再呈現健康的S形，身體各個部位也會直接承受來自重量與地面的衝擊力。與此同時，出力代償的末端關節與肌肉會變得僵硬，進而引起疼痛和變形等不適問題。

■ 身體的疼痛不適症狀會依年齡層發作 ■

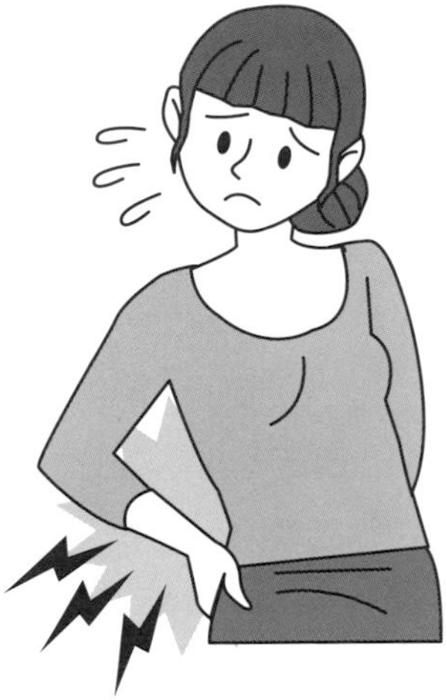

20 歲～ 30 歲

腰部會最先出狀況，但往往因為年輕，難以察覺體力和肌肉的代償作用。最壞的情況下會引發腰痛或椎間盤突出。

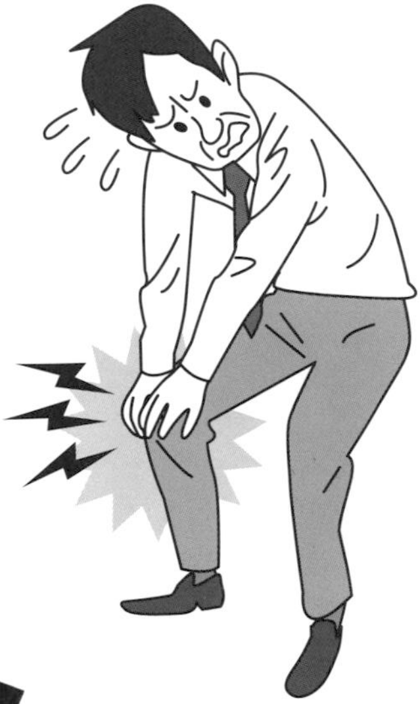

40 歲～ 50 歲

坐視腰部異常，上半身活動度逐漸衰退，不知不覺間下半身的代償作用常態化，以致膝蓋周圍肌肉變硬且無法完全彎曲，進而引起膝痛和退化性關節炎等症狀。

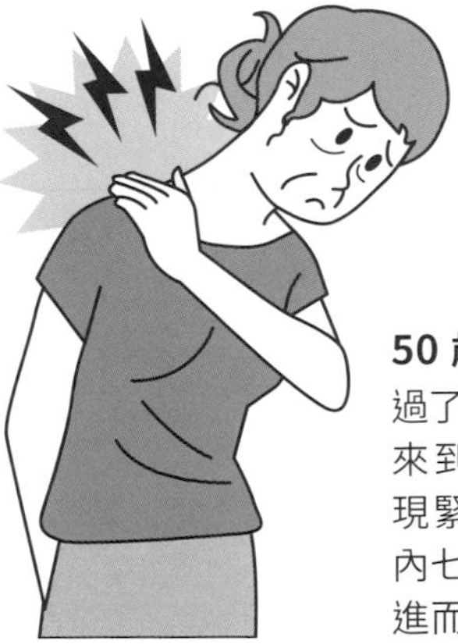

50 歲～ 60 歲以上

過了 20 歲之後身體所累積的異常來到這個階段，全身肌肉早已呈現緊繃僵硬的狀態。這時就由體內七大部位之一的肩膀進行代償，進而造成五十肩等問題。

人體具有為了完成動作而互相協助的「代償作用」

人體本身就具有為了完成協調動作，進而互相幫助的「代償作用」（亦可稱為運動代償）。

所謂的代償作用，是一種身體的保護機制，指的是某部位在執行自身動作或運動等必要功能之外，同時代勞其他部位須執行功能的現象。

例如，老是盤腿坐、蹺二郎腿，或是擺出靠在牆上等輕鬆的姿勢，使得原本應該工作的部位其功能因此變得低落，長期下來，幫忙施力的代償作用逐漸讓脊椎出現側彎與疼痛症狀，最終引發慢性疼痛。

與此同時，脊椎的S形曲線也會隨著駝背等不良姿勢變得更加過度彎曲，損害了脊椎的緩衝功能，這時，就由膝關節和腰部登場進行代償。

原本身體可以藉由上半身和腰部的支撐獲得保護，然而隨著上半身功能衰退，腰部就必須替代補償其功能。

疼痛與變形有一定的發病順序

當前述的狀態持續惡化，快的話可能從二十歲到三十多歲，腰部功能就會出現異常。最壞的情況下，還可能引發腰痛或椎間盤突出等症狀。

如果沒有及時找出根本原因，並放任症狀不時復發，等到四十歲之後上半身的活動度就會衰退，產生代償作用的下半身則會變得更緊繃僵硬，以致膝蓋慢慢無法完全彎曲，隨之而來的就是膝痛和退化性關節炎，而以上這些，也是造成膝蓋往外張開的膝內翻（O型腿）的原因之一。

然後來到五十歲這個年齡階段，全身肌肉往往都已經出現僵硬痠痛的現象，這時肩膀會產生代償作用，容易形成五十肩。

由此可見，**疼痛和變形有其一定的發病順序，如果不先了解這一點，症狀只會隨著年紀增長漸趨惡化，且不可逆。**總的來說，不要只關注疼痛的單一患部，而是要完整審視整個身體的狀況與變化，覺察疼痛的真正原因，才是根本治療的捷徑。

100歲腰腿訓練計畫經驗談②

真人實證！放鬆肌肉後疼痛就消失了

膝痛、半月板損傷、髖關節痛、坐骨痛（H女士／五十六歲）

我在接受拇指基底關節（腕掌關節）炎手術之後，肌力大幅衰退，後來在外科醫師的指導下，才慢慢開始做運動。當時髖關節和膝蓋痛得要命，連跪坐都變得十分痛苦。

即使如此我還是遵從醫師指示繼續運動，沒想到這次換成半月板受傷了。於是我再次前往外科診所接受玻尿酸注射，同時短時間內盡量不要屈伸膝蓋，可是坐骨又痛了起來。最後我在萬念俱灰之下，看到了笹原先生的 YouTube 頻道。

後來經過笹原先生診斷，判定我身上大大小小的疼痛，主要是因為髖關節和膝關節周圍肌肉仍處在僵硬的狀態下，卻從事深蹲這類高負荷訓練所致。因此，他先針對我的髖關節和膝關節一帶進行施術，而首要之務就是放鬆肌肉，提高關節的活動度。

之後，我在笹原先生的指導下，在家裡持續做不會帶給身體負擔的簡單伸展和關節運動，有時也會出門稍微慢跑。我原本就很喜歡運動，想到以後還能重拾各式各樣的運動時光，真是太好了。

膝痛、退化性關節炎、膝內翻、駝背（春風女士／六十六歲）

差不多在一年前，我的膝痛持續惡化，光是要走上三十分鐘的路就很辛苦。當時還特地前往健身房接受私人教練指導，卻幾乎不見改善。之後到外科看診，醫師診斷是老化後退化性關節炎引發下肢水腫，但整個治療過程中，只讓我做了足底板的止痛治療，沒有進行任何根本治療。我不知如何是好，感到很絕望，而就在那時，我參加了笹原先生的「九十天消除膝痛療程」。「消除膝痛」這個詞深深吸引了我，於是我抱著抓住救命稻草的心情，姑且一試。

診察下來，笹原先生判斷我是因為在職場中長期保持不當的姿勢，以致膝蓋負擔過大。於是他一邊讓我在日常生活中慢慢矯正姿勢，同時指導我自我護理的方式。現在疼痛的情況已經獲得很大的改善了。

退化性膝關節炎 （I女士／七十五歲）

五十多歲時，我因為膝蓋感到輕微疼痛，於是前往外科就診，隨後診斷出罹患退化性膝關節炎。當時我痛到無法跪坐，連日常生活都出現了問題。過了六十歲之後，因為連輕鬆打場桌球都很痛，於是又回到外科接受玻尿酸注射，從此開啟了反覆回診的復健人生。

某天，我因為膝蓋發炎在家休養，這時在網上瀏覽到笹原先生的「足腰保健頻道」。我認真觀看了頻道裡的影片，覺得笹原先生的說明非常清楚易懂，於是直接前往 LEAF 整復院接受治療。

原來，我的疼痛來自於當時打完桌球後，未能進行充分地自我護理，因此笹原先生指導我如何放鬆腳部肌肉，同時搭配大腿內側肌肉的簡易訓練。

我很慶幸遇見了笹原先生，如今已經回復到爬樓梯也不會痛的狀態。我覺得自己彷彿是從那段備受疼痛折磨的噩夢中清醒了過來，非常開心。

第 4 章

一起動起來！
從今天開始執行
100 歲腰腿訓練計畫

首先從最簡單的暖身運動開始。
依序從按摩、伸展，以及簡單的訓練，
打造出無論到幾歲都能用自身雙腳走路的身體吧！

〈注意〉高齡者、病人、對體力沒有自信，以及擔心其他健康問題者，請先向專業醫師諮詢後再進行。此外剛受傷、扭挫傷與骨折患者，若目前有疼痛或腫脹的症狀，也請避免從事本章的運動。進行過程中若疼痛惡化、關節紅腫熱痛時請立刻停止，並盡快前往醫院診治。

平常沒有運動習慣的人，請先從3種暖身運動開始做起

接下來要解說關於伸展、深蹲和體操等運動，之於活動身體的必要性。平常沒有運動習慣的人，必須特別注意突然進行某些運動的風險。例如，突然走很多路，或是從事高負荷的深蹲等訓練，因為如此，可能會使身體原本的疼痛和關節變形更加惡化。

切記，突如其來的高負荷運動會帶給身體過大的負擔，甚至可能傷害平日較少活動到的肌肉或關節，同時，身體各個部位也會因此發出疼痛不適的求救訊號。

為了降低上述風險，我要先和大家介紹三種躺著床上就能做的暖身運動。那麼，現在就一起開始吧！

為沒有運動習慣的人所打造的

床上伸展運動

透過低負荷的簡單訓練輕鬆活動身體，就算平常沒有運動習慣，也無需擔心疼痛或炎症上身，還能充分放鬆緊繃僵硬的身體。

1 腳踝伸展

腳踝是身體首當其衝、承受最大地面衝擊力的部位，因此必須先從放鬆腳踝的肌肉開始。

1 平躺，臉部朝上，腳跟碰觸地面或床上，身體筆直伸展。

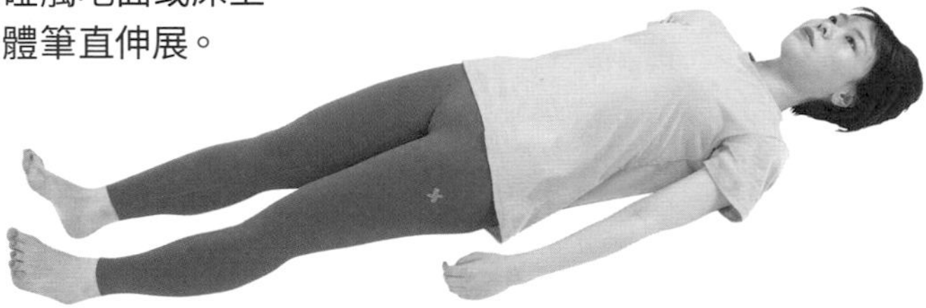

2 雙腳腳踝先往外轉 10 圈，再往內轉 10 圈。往外轉與往內轉為 1 組，做 10 組。

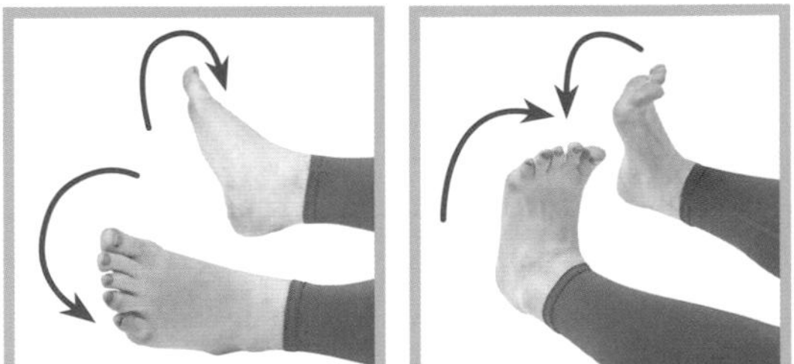

3 接下來，雙腳腳踝上下擺動。上、下為 1 組，一共做 10 組。

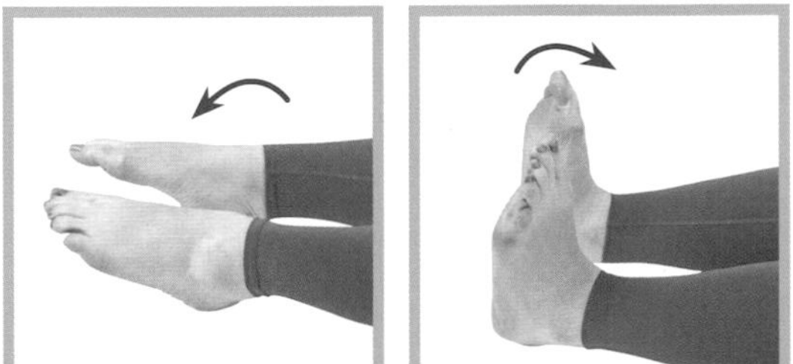

2 膝關節伸展

膝蓋是容易發生疼痛的關節，請小心進行。

1 平躺，臉部朝上。

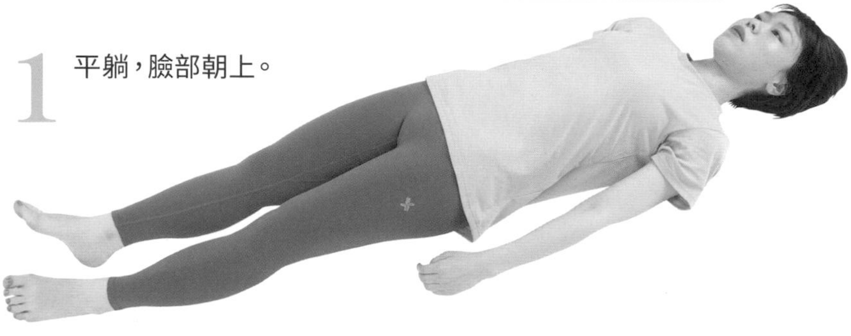

2 雙腳腳跟碰觸地面或床上，單腳以滑動的方式彎起。

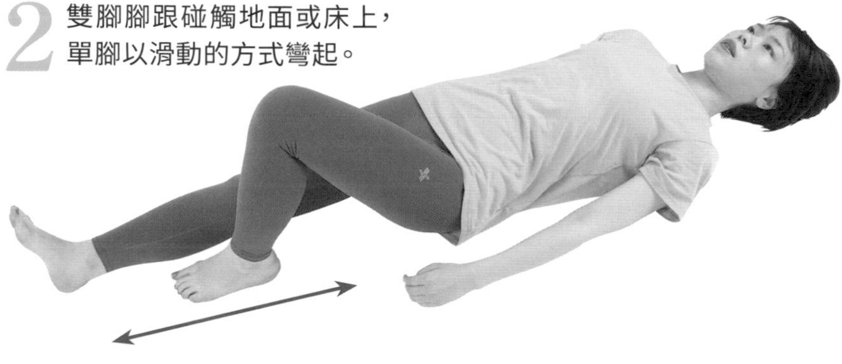

3 接著，再將彎起的腳伸直。左右腳分別各「彎起 + 伸直」10 次。

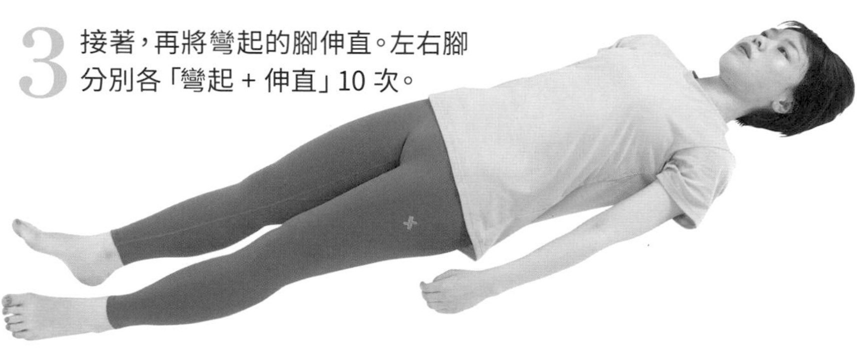

3 髖關節伸展

髖關節一旦靈活度不佳，就會連帶影響身體其他部位，為此必須充分放鬆伸展。

1 平躺，臉部朝上。

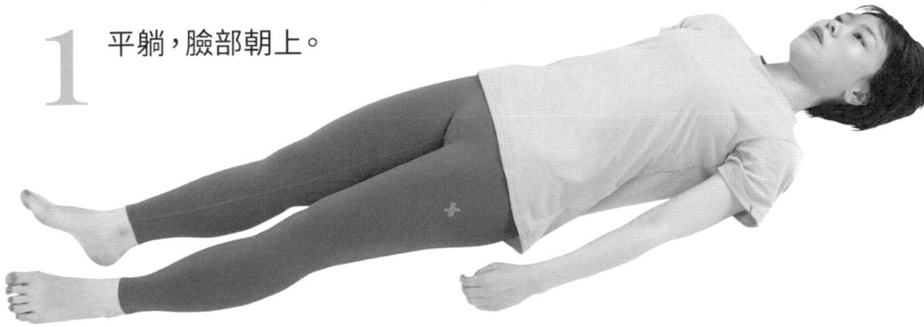

2 單腳膝蓋彎曲，往正上方抬起，再放下；左右腳分別各做 10 次。

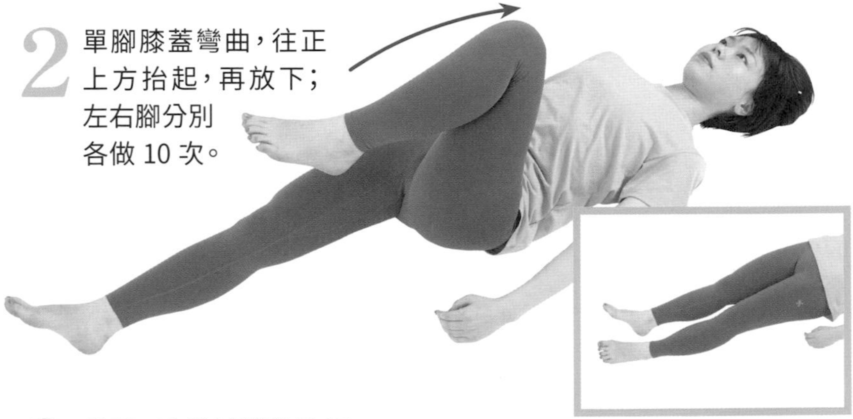

3 接著，改變膝蓋的抬起方向，以 45 度角朝外的方式，側抬起後再伸直放下；左右腳分別各做 10 次。

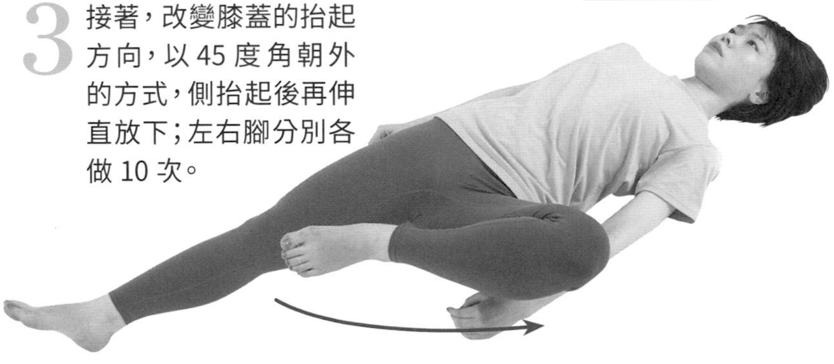

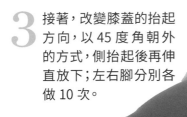

消除惱人的腰痛、椎間盤突出、膝痛的3種簡易伸展運動

接著要介紹的是躺著就能做，而且只需要三～五分鐘，就連懶人都能持之以恆的伸展運動。之所以說「連懶人都辦得到」，是為了讓大家在放低標準的情況下都能持續進行。記得，放鬆肌肉的重點在於每天練習，不斷地給予新的刺激。

另外，不論做任何運動都一樣，千萬不要因為剛開始沒看見成效就囫圇吞棗、這個做一點之後換那個做一點，倒不如像懶人一樣每天按部就班一步一步前進就好。

人體的細胞每三個月更新一輪，所以首先就讓我們以三個月為目標，讓自己的身體慢慢地習慣這些伸展動作吧！

不管是誰都能持續做 3 個月的

懶人伸展運動

不管是哪一種運動或伸展，若沒有持之以恆地進行，身體很快就會回到疼痛的狀態。記得，每天小小的進步都能幫助身體變得更健康。

1 90/90髖關節下壓伸展

此動作能讓因髖關節變硬而感到疼痛的人，達到極佳的舒緩和放鬆的效果。

1 平躺，臉部朝上。雙腳打開與肩同寬，雙膝彎曲，雙手輕鬆地放在身體兩側。

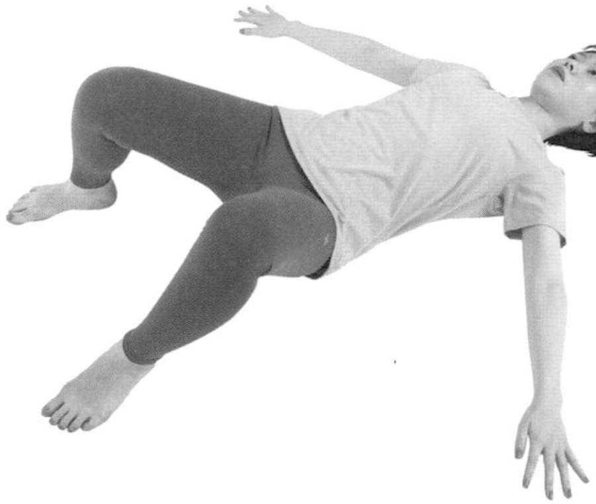

2 保持雙腳打開的狀態，將彎曲的膝蓋分別往左、右傾倒下壓；左右來回為 1 組，做 10 組。

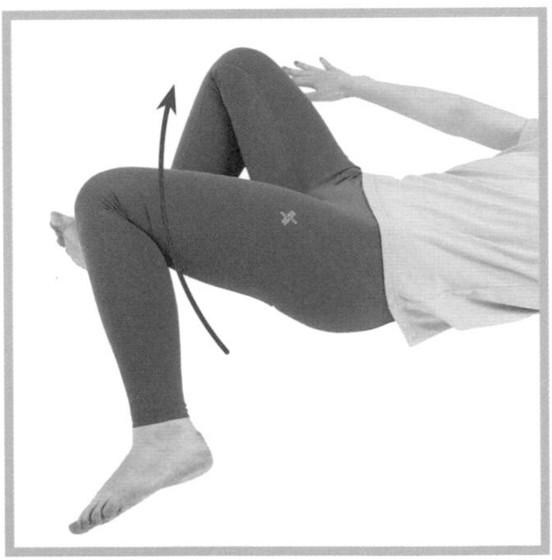

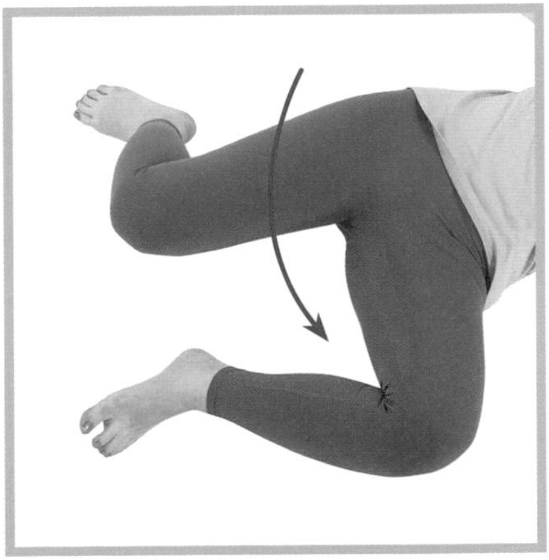

2 膝蓋併攏下壓伸展

移動膝蓋時配合呼吸，下壓時吐氣，回到動作❶時吸氣。

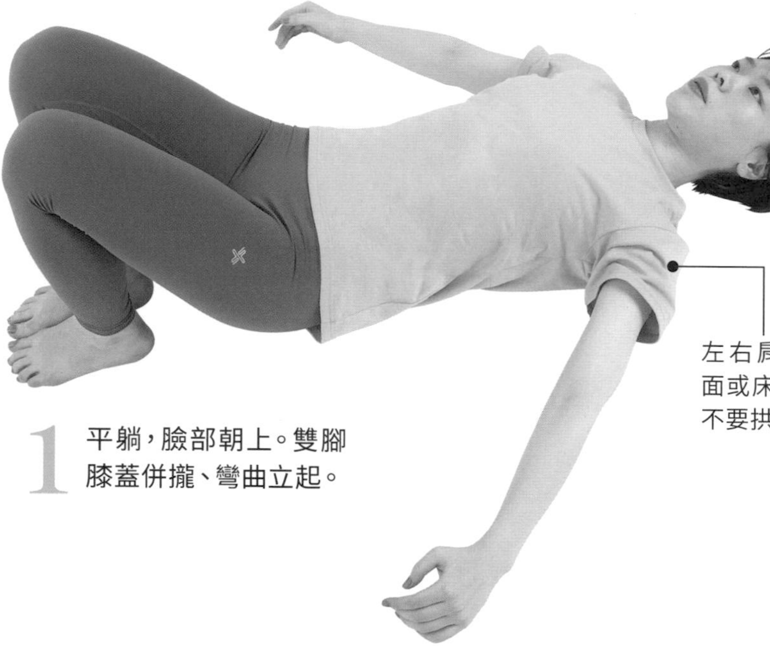

左右肩膀平貼地面或床上，過程中不要拱起。

1 平躺，臉部朝上。雙腳膝蓋併攏、彎曲立起。

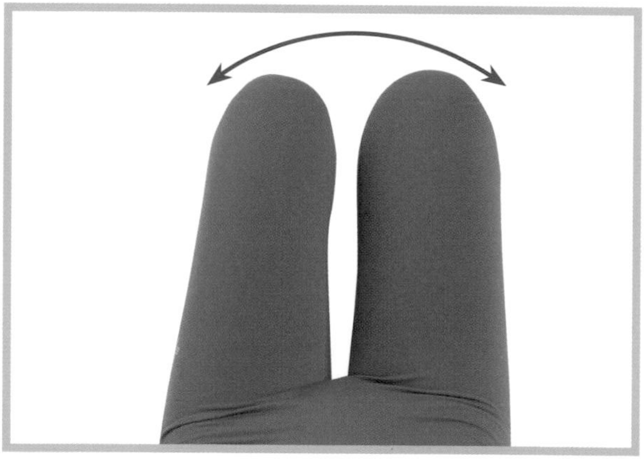

2 雙手自然放在身體兩側，慢慢地將彎曲的膝蓋往左、右兩側下壓；左右來回為 1 組，共做 10 組（如果不痛且能力可行的話，可做 20 組）。

3 屈膝手臂伸展

進行此動作時配合深呼吸，有助於全身放鬆。

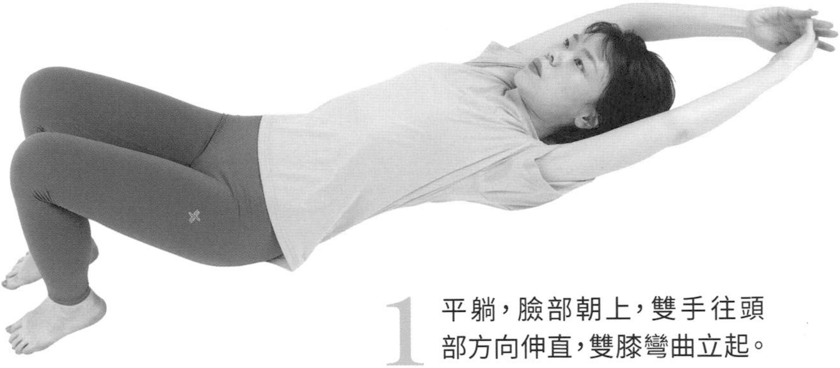

1 平躺，臉部朝上，雙手往頭部方向伸直，雙膝彎曲立起。

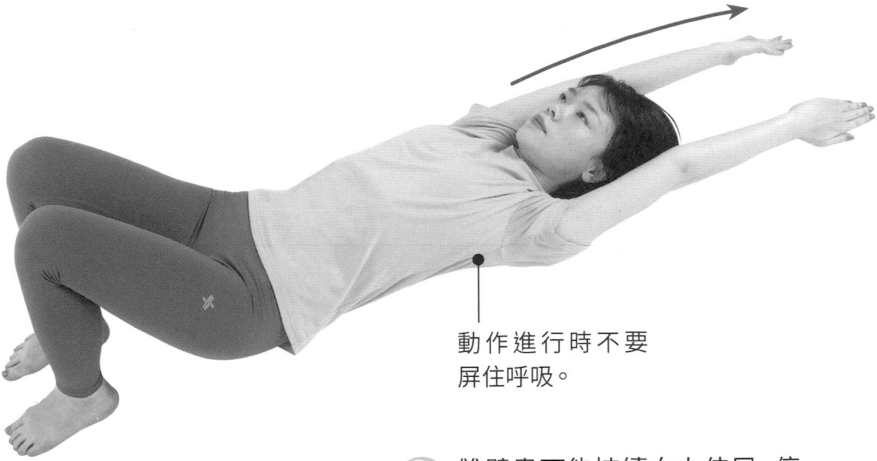

動作進行時不要屏住呼吸。

2 雙臂盡可能持續向上伸展，停留 10 秒後放鬆。10 秒為 1 次，可依個人狀況增加伸展次數。

按摩腳踝、膝蓋、髖關節3部位，改善膝痛立即見效

在日常生活中蹲不下去、起身時站不穩、上下樓梯困難等，許多人正飽受膝痛所帶來的種種困擾。有些人會透過快速提升肌力，或是注射的方式進行治療，但對於一般人而言，這些作法其實並不容易。那麼我們該怎麼做，才能降低肌肉的緊繃程度，讓肌肉完全放鬆下來呢？

深受膝痛所苦的人需要讓三個部位放鬆下來，分別是：腳踝周圍、膝蓋周圍、髖關節周圍。這三個部位的肌肉往往會因為過度使用而變得緊繃僵硬，這時需要好好地按摩這些「僵硬肌」，來改善疼痛與變形症狀等問題。

解放僵硬的腳踝、膝蓋、髖關節

舒緩僵硬肌按摩法

無論是肌肉僵硬或關節活動度衰退，都可能加劇疼痛或變形的情況。為了防止症狀惡化，首先要放鬆的就是這三個部位的肌肉。

1 腳踝按摩

膝蓋不好的人一按壓就會痛，可藉此確認激痛點的位置。

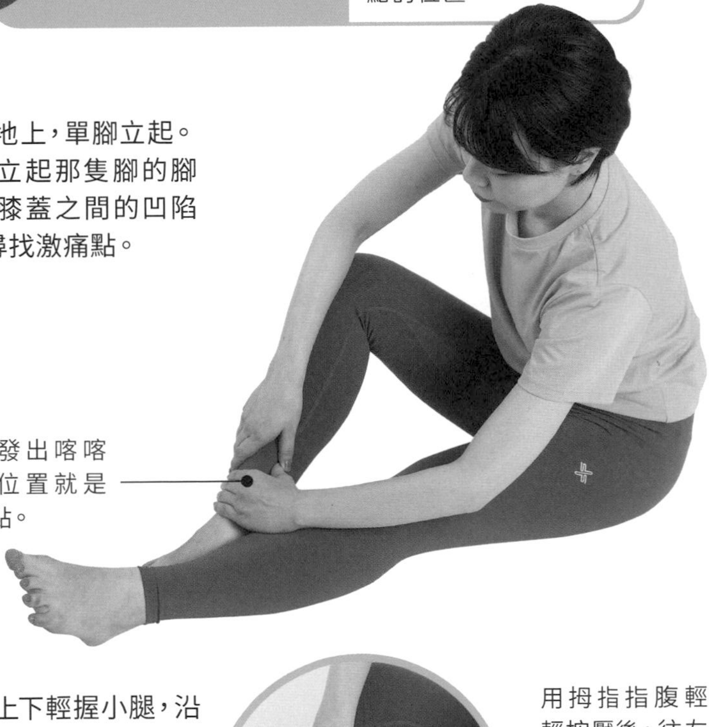

1 坐在地上，單腳立起。按壓立起那隻腳的腳踝與膝蓋之間的凹陷處，尋找激痛點。

隱隱發出喀喀聲的位置就是激痛點。

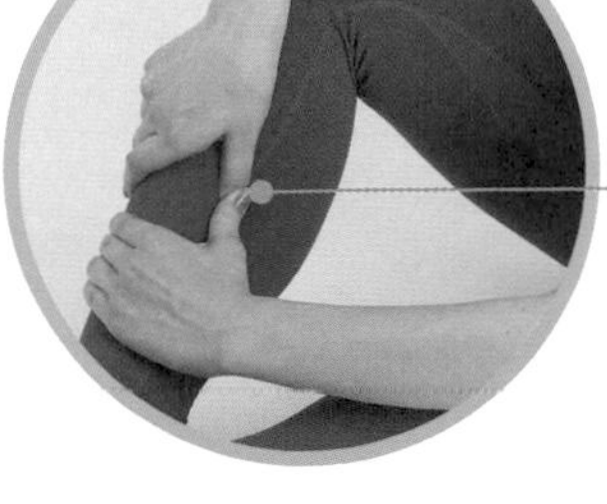

2 雙手上下輕握小腿，沿著骨頭的方向來回按摩放鬆；左右腳分別按壓、放鬆按摩30秒。

用拇指指腹輕輕按壓後，往左右揉開。

2 膝蓋上緣按摩

欲舒緩膝蓋的不適，必須透過按摩來放鬆膝蓋周圍的肌肉。

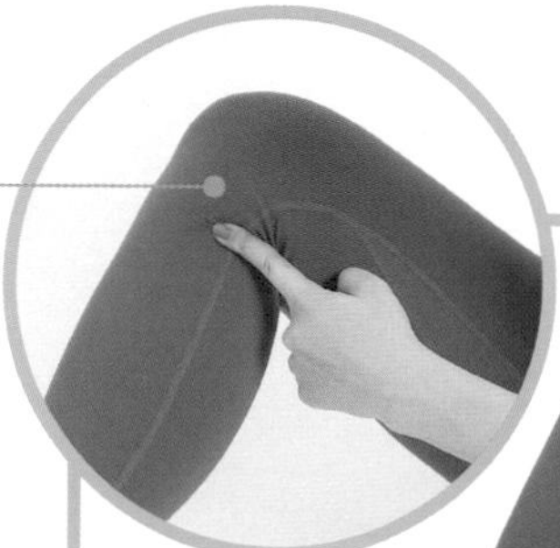

用手找出疼痛的位置。

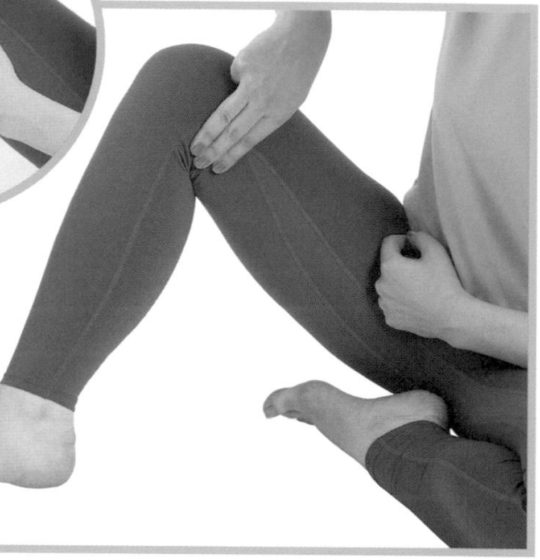

1 坐在地上，單腳立起。按壓位於膝蓋骨上部末端內側約 3 個指頭外的激痛點。

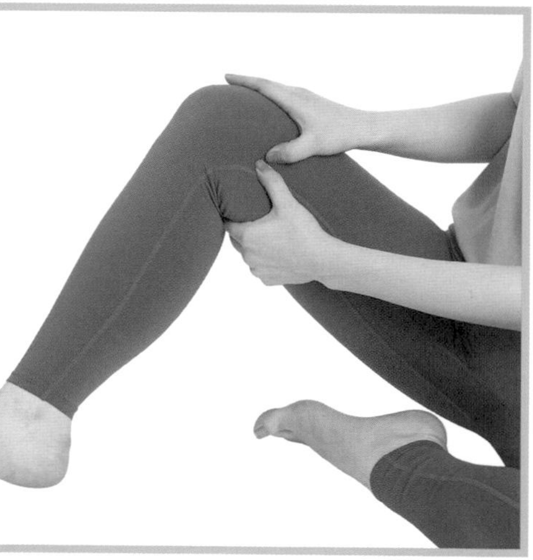

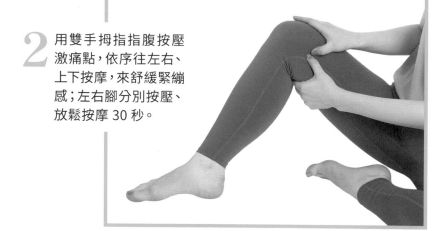

2 用雙手拇指指腹按壓激痛點，依序往左右、上下按摩，來舒緩緊繃感；左右腳分別按壓、放鬆按摩 30 秒。

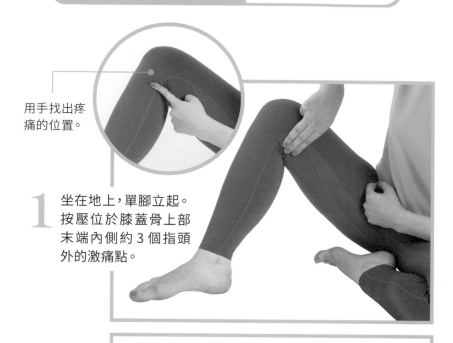

3 髖關節按摩

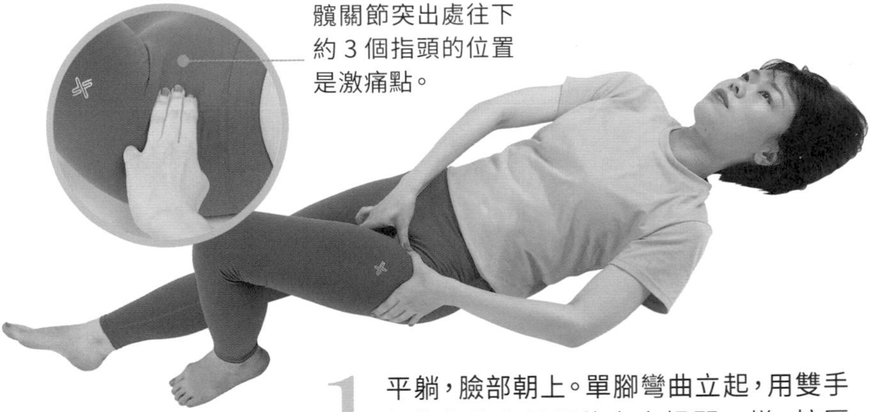
髖關節突出處往下
約 3 個指頭的位置
是激痛點。

1 平躺，臉部朝上。單腳彎曲立起，用雙手拇指指腹像是要往左右揉開一樣，按壓髖關節突出處的下方肌肉，按壓 30 秒。30 秒為 1 組，左右邊各做 1 組。

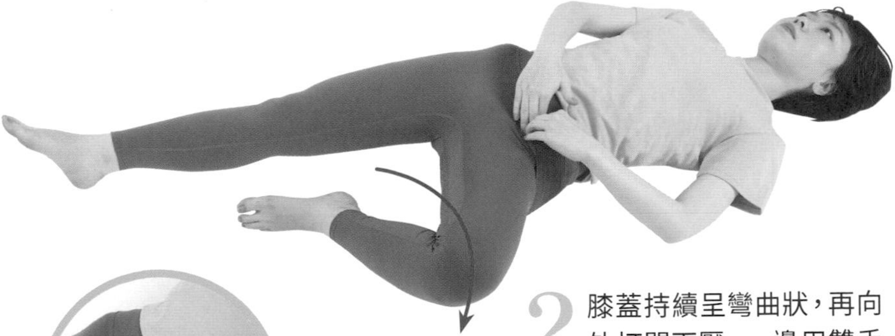

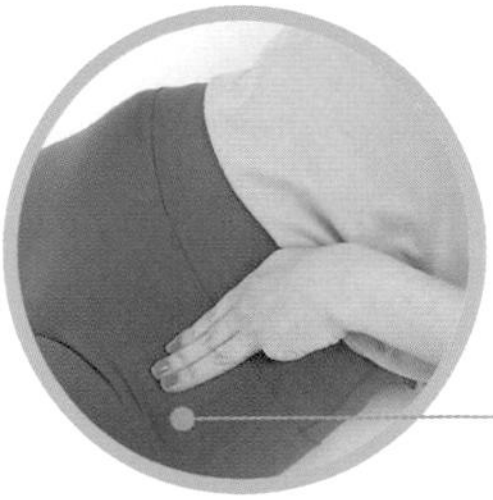
按壓時會發出喀
喀聲的位置就是
激痛點。

2 膝蓋持續呈彎曲狀，再向外打開下壓，一邊用雙手指尖輕輕按壓髖關節突出處往內約 3 個指頭的地方（或激痛點），膝蓋一邊往左右擺動 30 秒；30 秒為 1 組，可視所需左右腳分別做 2～3 組。

舒緩膝痛的2種簡易伸展運動

膝蓋會痛的人，幾乎膝蓋周圍的肌肉都十分緊繃僵硬。為此，欲舒緩膝痛，最開始該做的就是按摩患部，讓肌肉放鬆、保持溫暖，透過自我護理慢慢讓肌肉變得柔軟。

前面帶大家替「僵硬肌」進行按摩舒緩（頁八十～八十三），接下來讓我們做一些簡單的伸展運動。另外，由於膝蓋本身已承受不少負荷，若站著做伸展，身體重量反而會加重膝蓋的負擔，所以在此的伸展運動都會採側躺或仰躺的方式，盡量讓身體保持在低負荷的放鬆狀態下進行。

記得要注意的是，無論是哪個部位的運動，都必須先從低負荷運動開始，待習慣之後再進行高負荷運動。若突然就從事高負荷與高強度運動，只會讓膝痛更形惡化，治療上也會更加困難。

躺著做就有效的

零負擔護膝伸展

以站姿做伸展時，身體的重量會加劇膝蓋負擔，與此相對，讓身體保持側臥，就能讓膝蓋在最輕鬆的狀態下進行伸展。

1 股四頭肌伸展

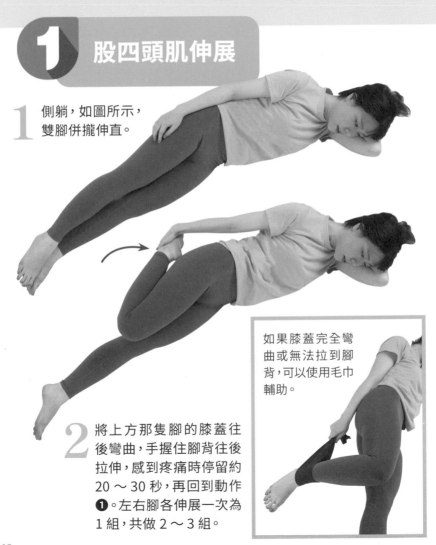

1 側躺，如圖所示，雙腳併攏伸直。

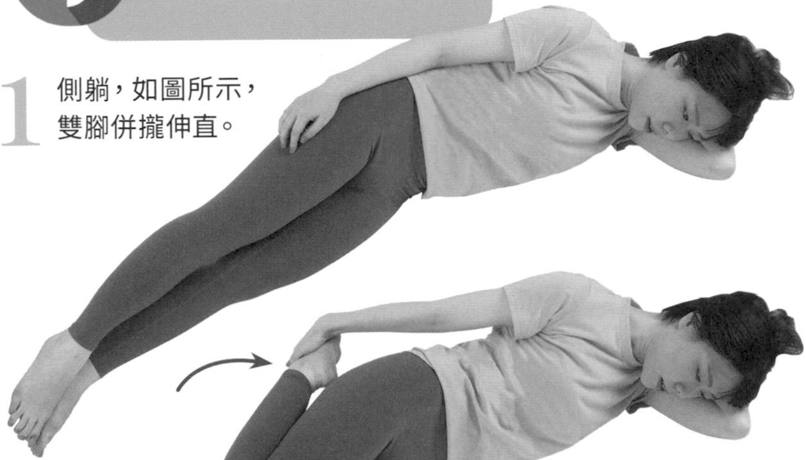

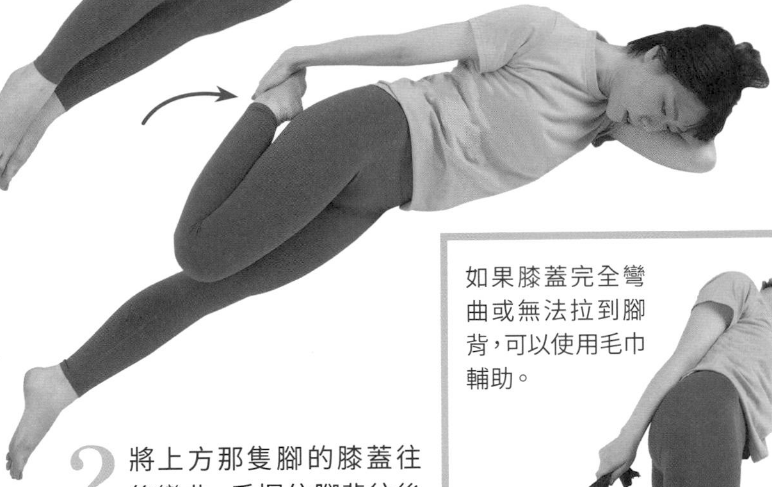

2 將上方那隻腳的膝蓋往後彎曲，手握住腳背往後拉伸，感到疼痛時停留約20～30秒，再回到動作❶。左右腳各伸展一次為1組，共做2～3組。

如果膝蓋完全彎曲或無法拉到腳背，可以使用毛巾輔助。

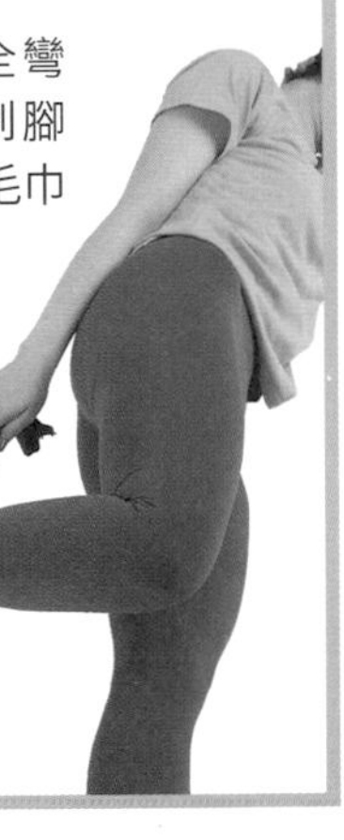

2 膝蓋外側伸展

過程中，疼痛感會愈來愈明顯，一邊觀察疼痛的狀況，一邊緩緩往下推，切勿一下子用力太多。

1 平躺，臉部朝上，雙腳彎曲立起，雙手伸直平放在身體兩側。

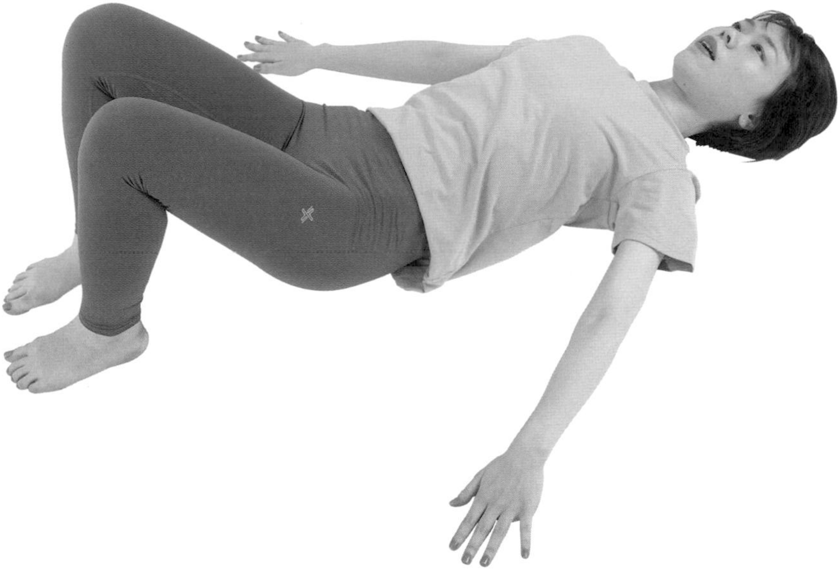

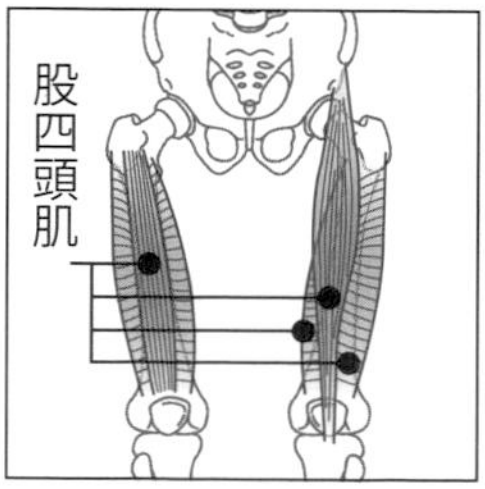

股四頭肌

股四頭肌位於大腿前側，主要負責雙腿伸展、髖關節屈曲等作用，是人體中面積最大的肌肉。

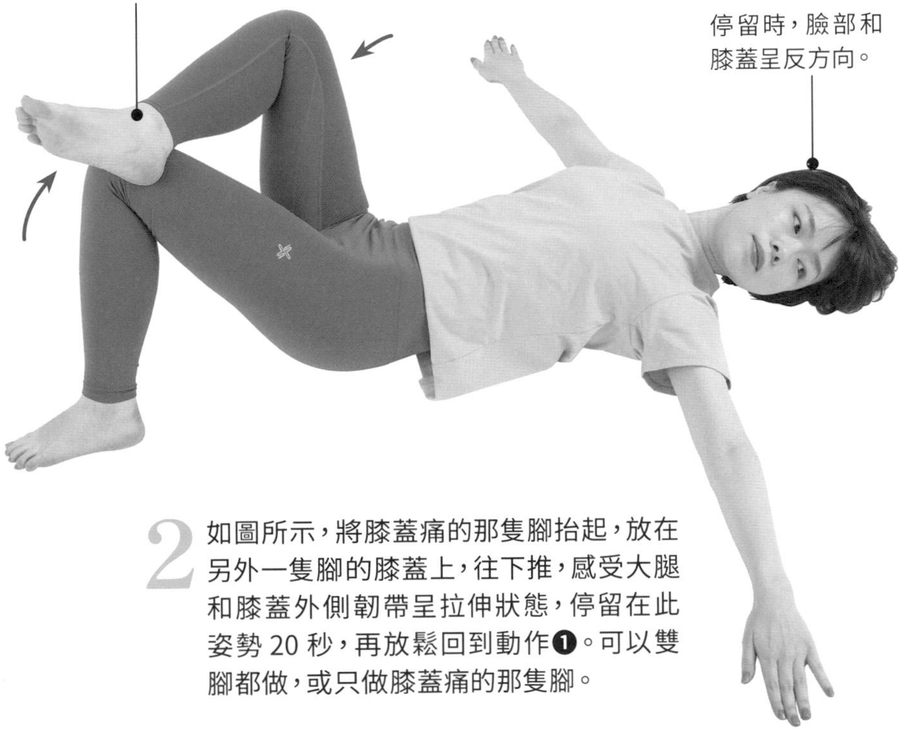
將抬起的腳踝放在
另一腳的膝蓋上，然
後往下推並停留。
停留時，臉部和
膝蓋呈反方向。

2 如圖所示，將膝蓋痛的那隻腳抬起，放在另外一隻腳的膝蓋上，往下推，感受大腿和膝蓋外側韌帶呈拉伸狀態，停留在此姿勢 20 秒，再放鬆回到動作❶。可以雙腳都做，或只做膝蓋痛的那隻腳。

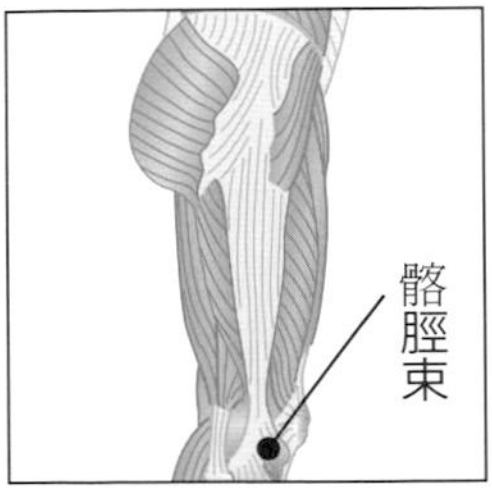

髂脛束

髂脛束位於髖關節外側，是一條從大轉子延伸至膝蓋一側腓骨、相當厚的纖維性韌帶，具有支撐下半身的作用。

預防老後臥床！一定要鍛鍊活化的7大肌肉

現代人為了降低老後臥床的風險，大多會從事各式各樣的運動或肌力訓練，但如果沒有採取正確的作法或姿勢，也難以達到目標效果。更糟糕的是，當中其實有很多人並不了解該在哪一種肌肉上加諸多大程度的負荷，便在不明就裡的前提下著手鍛鍊，反而會讓身體受到傷害。

如果使用錯誤的方法去鍛鍊非主司該功能的部位，反而會提升關節疼痛或變形的風險。為了避免以上問題發生，在此為大家選出七種必須鍛鍊的肌肉，並具體介紹每一種肌肉的鍛鍊方法。

一定要鍛鍊活化的 7 大肌肉

髂腰肌（P.91～）

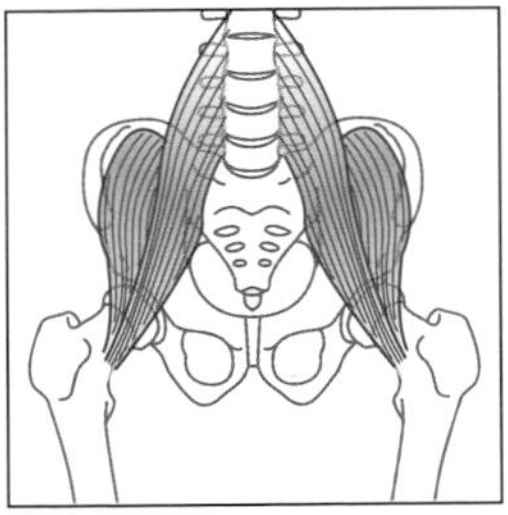

股內側肌（P.97～）

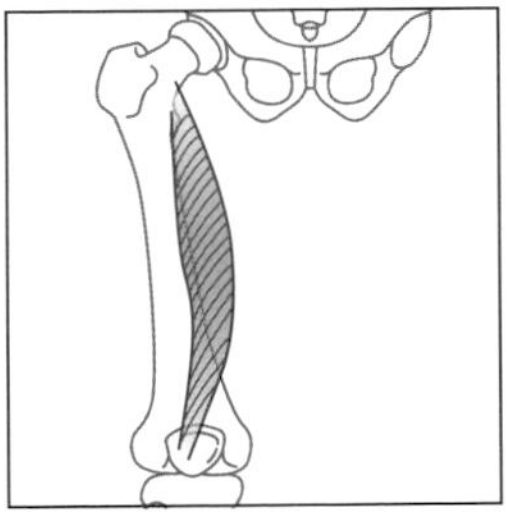

半腱肌（P.100～）

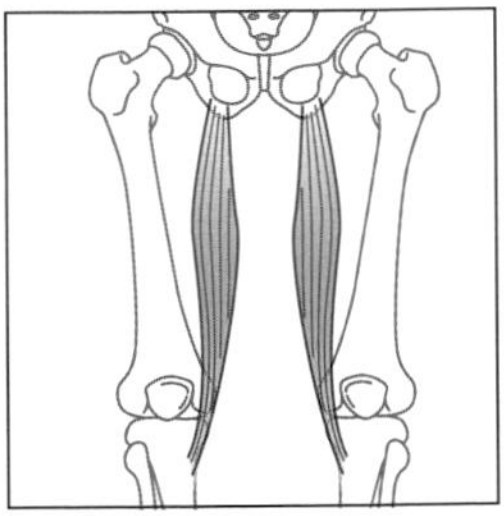

腓腸肌（P.102～）

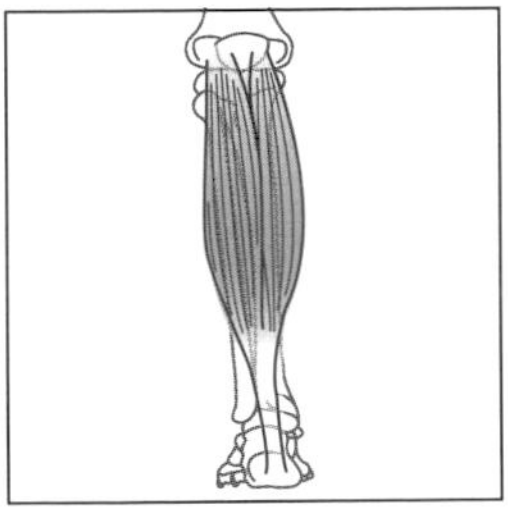

內收肌（P.104～）

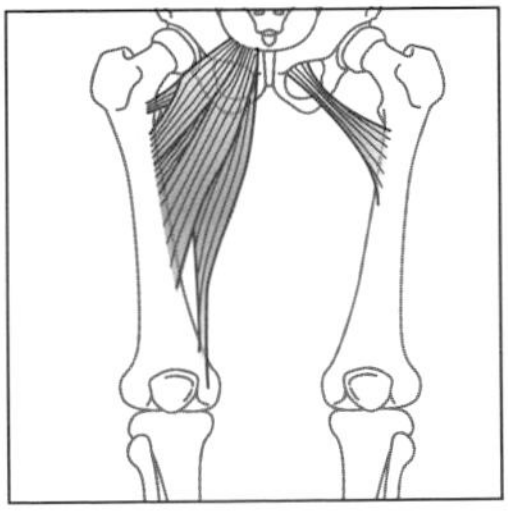

腹橫肌（P.106～）

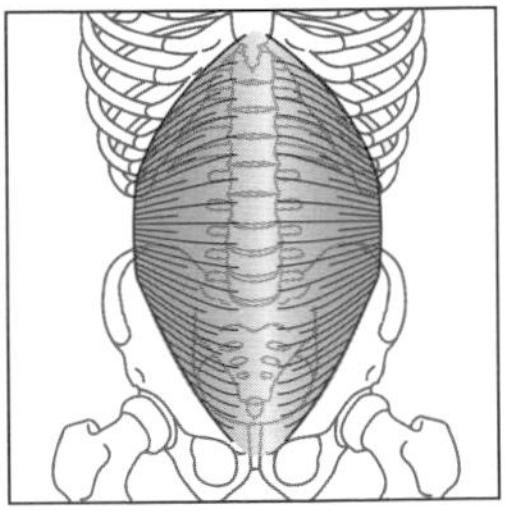

臀大肌（P.108～）

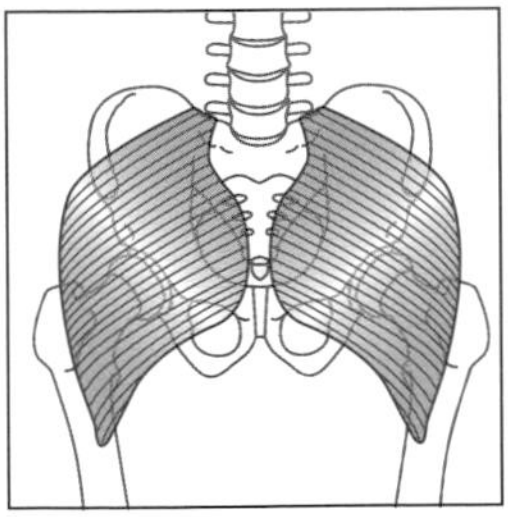

・POINT・

在進行書中介紹的伸展或訓練時，請務必充分了解目前正在鍛鍊的部位為何，並將意識集中於正在鍛鍊的肌肉上，效果會更好。

鍛鍊支撐下半身的「髂腰肌」，可以降低跌倒的風險

首先介紹的第一種肌肉是「髂腰肌」。人體內有各式各樣的肌肉，隨著動作的變化，肌肉的功能也各異。為了降低老後臥床的風險，首先要關注的就是負責支撐我們下半身相當重要的「髂腰肌」。透過鍛鍊髂腰肌，可以穩定整個身體，進而大幅降低跌倒的風險。

在此，我要向大家介紹一組能有效鍛鍊「髂腰肌」的簡單練習。在這些練習中最重要的，是讓大家充分了解身上必須鍛鍊的肌肉類型有哪些，才能達到避免多餘消耗的精準訓練。

讓你一輩子健步如飛的 7 大肌肉❶

髂腰肌訓練

下半身之所以能保持平衡，仰賴於「髂腰肌」的肌力程度，一旦此處肌力衰退，走路時就會變得不穩，甚至容易摔倒。這組訓練可以有效防止髂腰肌退化，疼痛較嚴重的人可挑選較簡單的進行即可，不用全部都完成，量力而為，千萬不要勉強。

1 椅上髂腰肌訓練

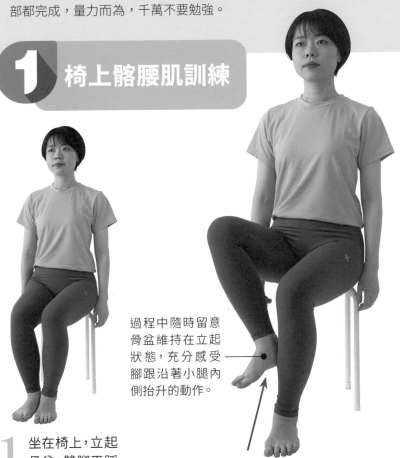

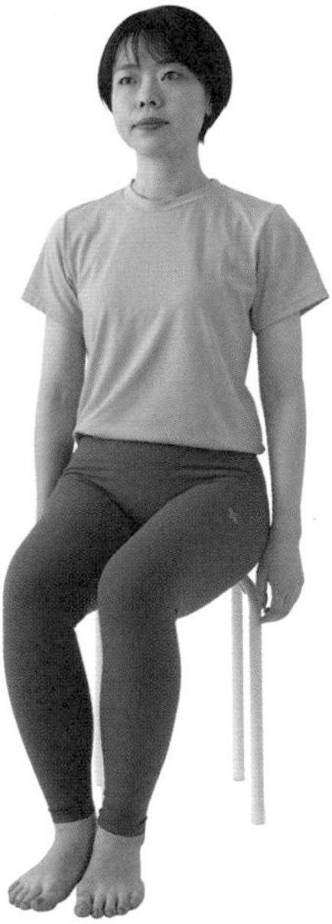

1 坐在椅上，立起骨盆，雙腳平踩在地。

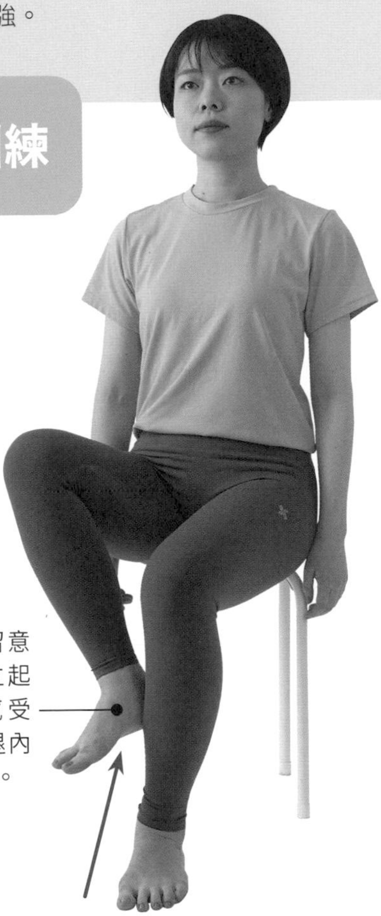

過程中隨時留意骨盆維持在立起狀態，充分感受腳跟沿著小腿內側抬升的動作。

2 右腳腳跟沿著左腳小腿內側抬起至一半的位置，再放下。左右腳各做 10 次為 1 組，共做 2 組。

2 躺姿髂腰肌訓練

躺著訓練，可以在負擔降到最少的情況下，安全地鍛鍊髂腰肌。

1 平躺，臉部朝上，雙腳打直伸展。

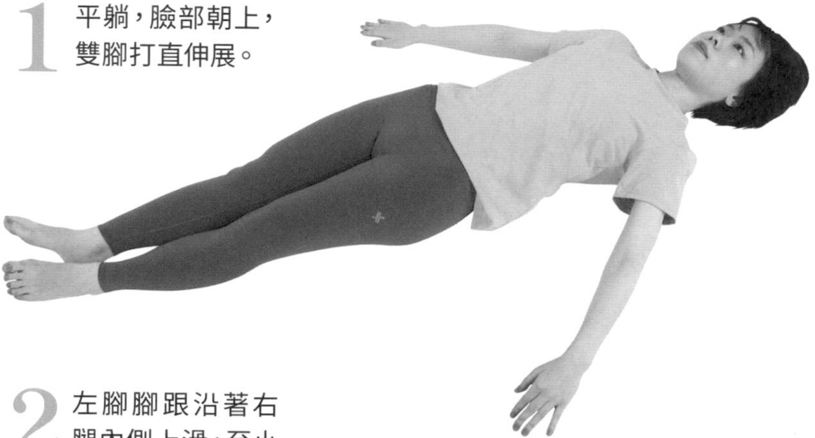

2 左腳腳跟沿著右腿內側上滑，至小腿一半的位置，再回到動作❶。左右腳各做 10 次為 1 組，共做 2 組。

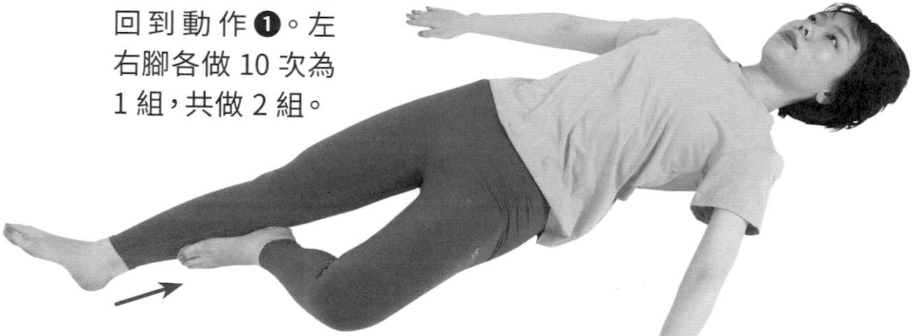

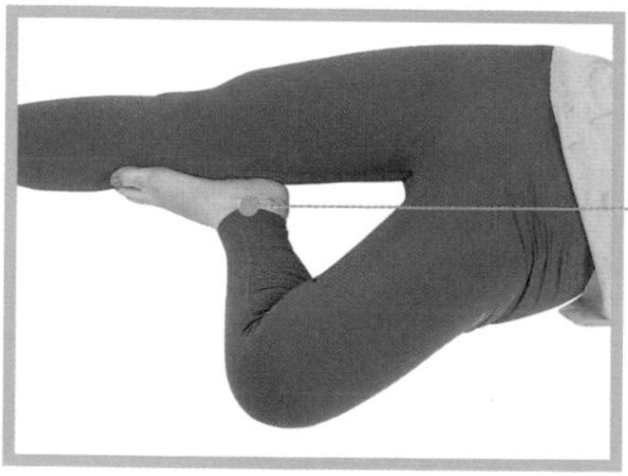

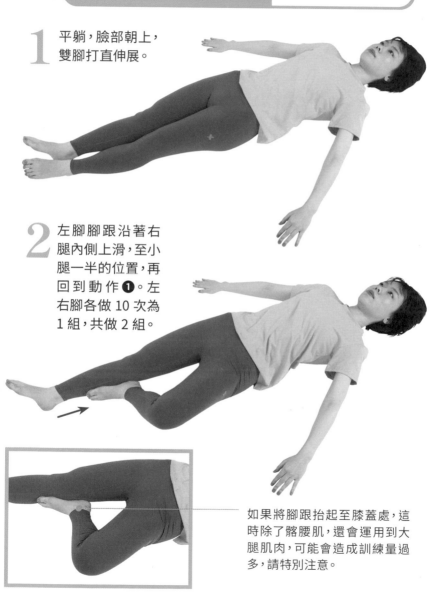

如果將腳跟抬起至膝蓋處，這時除了髂腰肌，還會運用到大腿肌肉，可能會造成訓練量過多，請特別注意。

3 立膝髂腰肌訓練

如果腳抬太高，會使用到大腿肌肉，因此，只需要小幅度抬起即可。

1 平躺，臉部朝上，雙腳膝蓋彎曲踩地。

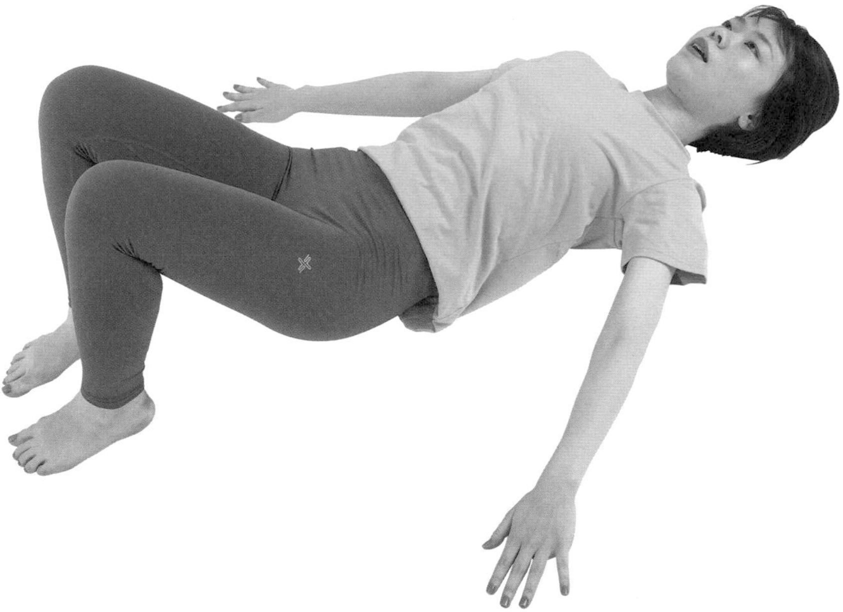

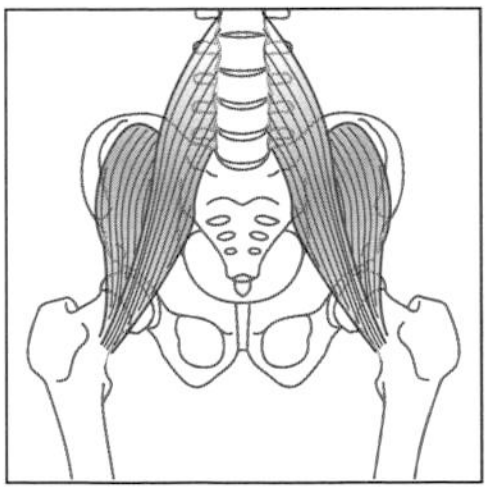

髂腰肌

髂腰肌位於腰椎兩側，從腰椎起連結至髖關節，負責保持身體的平衡，一旦因鬆弛以致機能衰退時，會影響整個身體的穩定度。此外，長時間久坐不動也會讓肌肉流失，當肌力顯著下降時，就會引起腰痛、膝痛、肩頸僵硬等問題。

2 單腳輕輕上抬，
停留在此 5 秒。

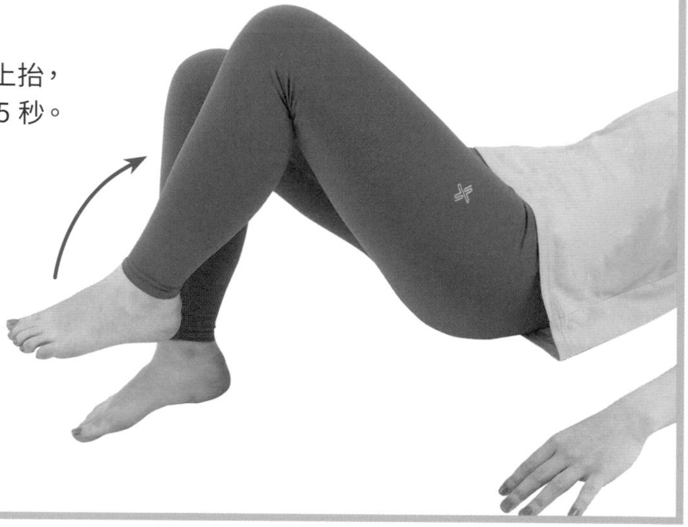

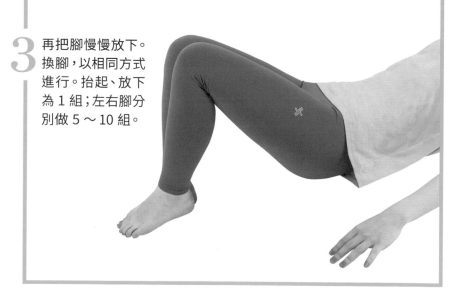

3 再把腳慢慢放下。
換腳，以相同方式
進行。抬起、放下
為 1 組；左右腳分
別做 5～10 組。

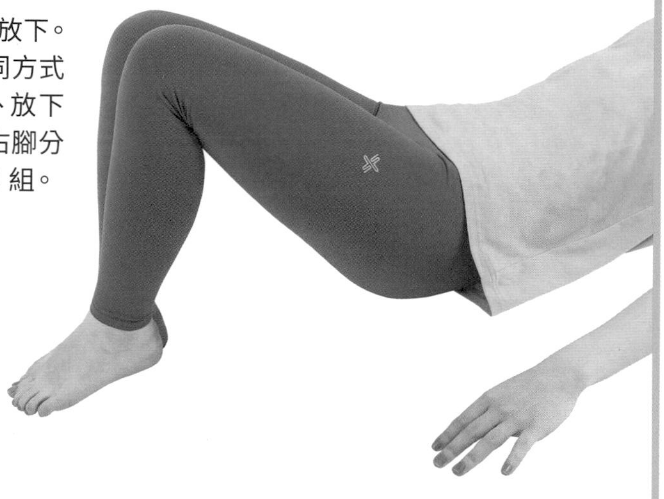

4 站姿髂腰肌訓練

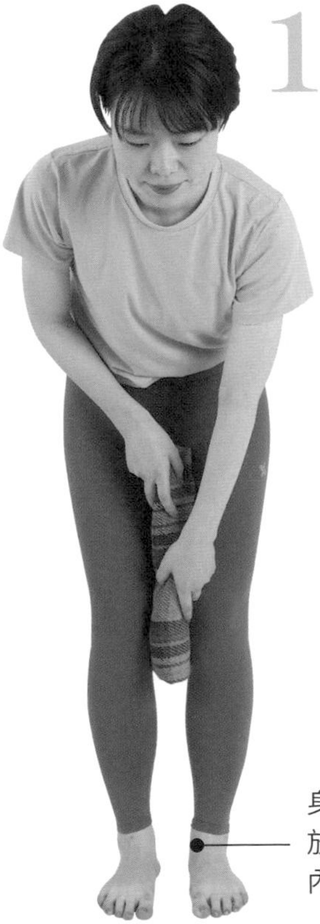

1 將毛巾捲起，垂直擺放夾在雙腿之間。

身體重心放在腳踝內側。

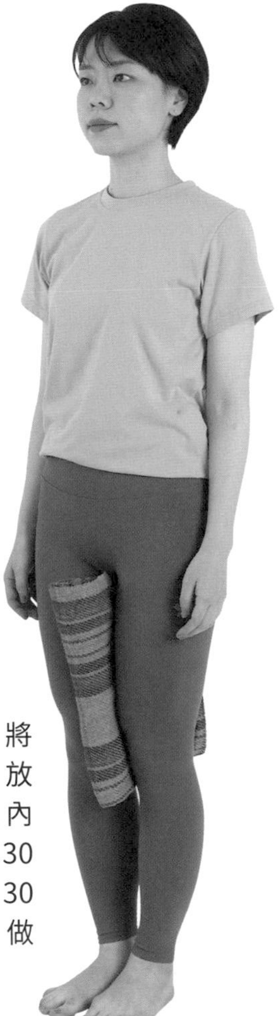

2 雙腿夾緊，將身體重心放在大拇趾內側，維持30秒後放鬆。30秒為1組，做2～3組。

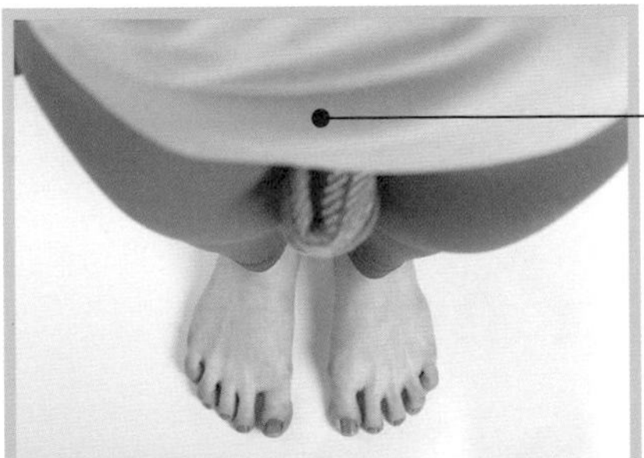

從上方俯瞰，會看到腳的前半部分。收起小腹，停留在用雙腿夾住毛巾的姿勢。

防止膝痛和軟骨磨損的精準肌力練習

許多人以為，要防止膝蓋疼痛或軟骨磨損，就必須做能加強雙腿肌肉的肌力訓練。然而實際上，這個觀念是錯誤的。盲目地跟隨潮流，拚命鍛鍊雙腿肌肉，只會讓膝關節承受更大的負擔，並引起關節疼痛或變形等反效果。

那麼，我們到底該怎麼做，才能真正有效防止膝痛和軟骨磨損呢？我推薦給大家的方法是：精準肌力練習，也就是：要區分出會對膝蓋造成負擔的肌肉，以及需要舒緩放鬆的肌肉，並只針對必要的肌肉進行精準練習。

事實上，在防止膝痛和軟骨磨損上，我們需要精準鍛鍊的肌肉是「股內側肌」。接下來為大家介紹兩種簡單的肌力練習，來訓練該處肌肉。

讓你一輩子健步如飛的 7 大肌肉❷

股內側肌訓練

在進行這些訓練時，有要意識地將專注力集中在「股內側肌」上。另外，還有一點很重要，就是動作進行時，需留意腳打開的方向要和肌肉的方向相同，才能有效鍛鍊。

1 躺姿股內側肌訓練

隨著腳抬高的位置不同，能夠鍛鍊到的肌肉也不同。透過精準訓練，找出作用在股內側肌的方向與角度。

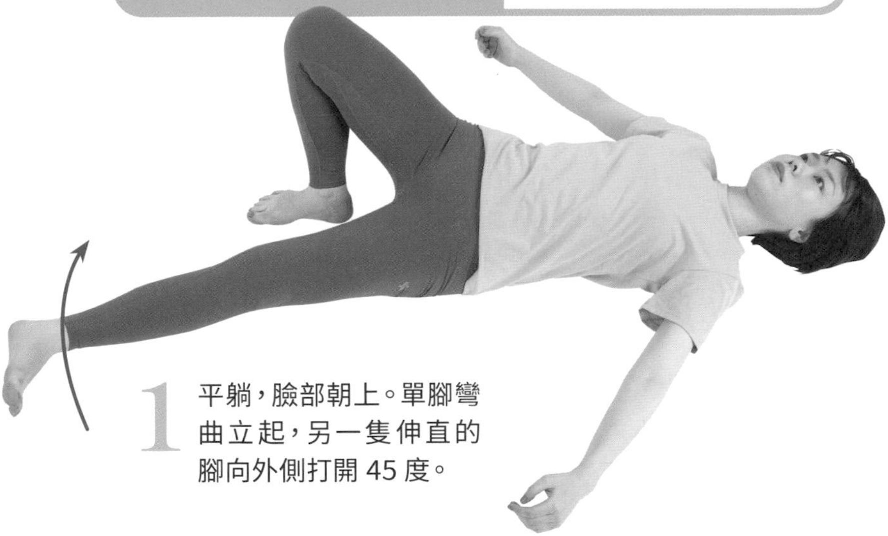

1 平躺，臉部朝上。單腳彎曲立起，另一隻伸直的腳向外側打開 45 度。

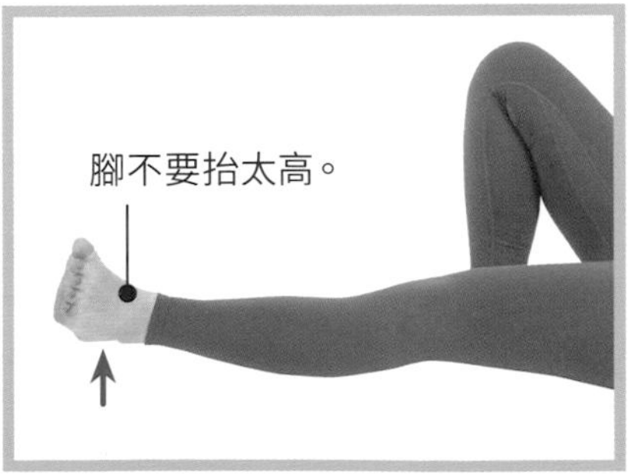

2 伸直的那隻腳趾尖朝上，從地面抬高 5～10 公分，並停留 10 秒。左右腳分別做一次為 1 組，共做 2～3 組。

2 坐姿股內側肌訓練

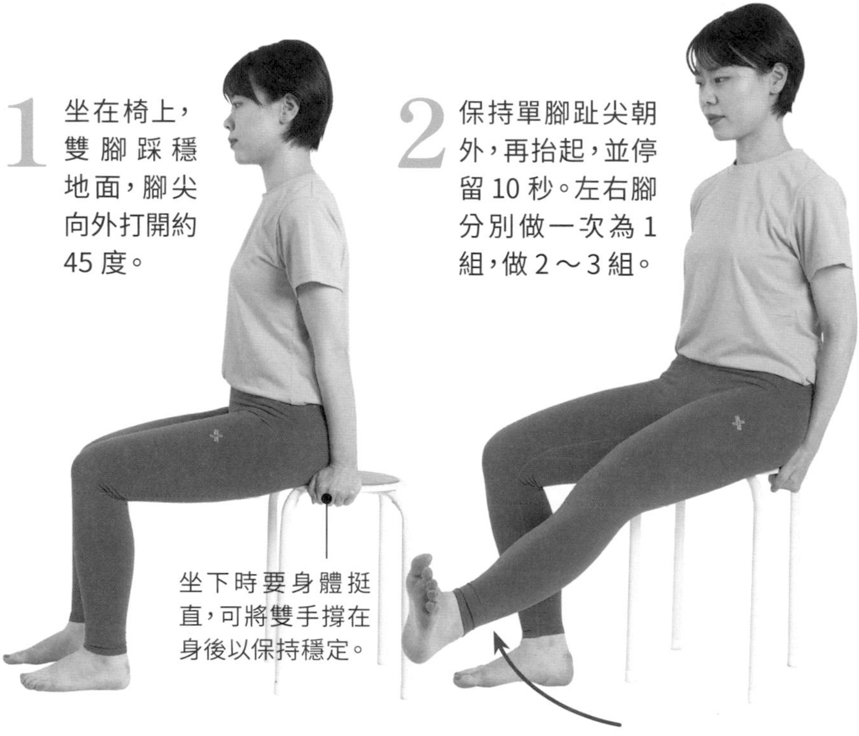

1 坐在椅上，雙 腳 踩 穩地面，腳尖向外打開約45 度。

2 保持單腳趾尖朝外，再抬起，並停留 10 秒。左右腳分別做一次為 1 組，做 2～3 組。

坐下時要身體挺直，可將雙手撐在身後以保持穩定。

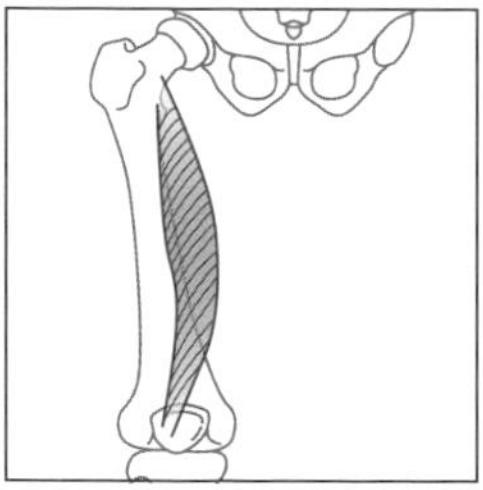

股內側肌

股內側肌是沿著大腿前部內側延伸的肌肉，具有支撐膝蓋、伸展膝關節的作用。膝蓋不好的人往往會由大腿外側來負擔體重，較少使用到股內側肌，進而從大腿以至整個腿部肌肉內側就會變得十分不穩定，也會造成軟骨持續磨損消耗。

只要30秒，輕鬆遠離膝痛的肌力練習

長時間久坐不動，或老是維持同一種姿勢之後，就會造成大腿前側與外側肌肉變得十分僵硬，同時膝蓋的活動度也會隨之下降，進一步導致疼痛或關節變形。所以，必須藉由訓練大腿內側肌肉，使其變得柔軟，才能打破前側、外側、內側肌肉的不平衡狀態，讓膝關節重新回到穩定正常的功能。

當疼痛或疾病發生時，一般都認為需要好好靜養休息，但實際上，除非膝蓋真的處在劇烈疼痛的狀態，不然疼痛時反而更需要動，動起來對於改善症狀也更有幫助（當然，前提是要「正確地動」）。排除前述的刻板印象和錯誤觀念之後，大家就能明白，正確活動肌肉才能找回關節的正常功能，朝改善疼痛的目標邁出第一步。

讓你一輩子健步如飛的 7 大肌肉❸

半腱肌訓練

膝蓋出現疼痛或變形的症狀時，比起休息完全不動，大多數的情況下，在允許範圍之內動起來，反而更能有效改善症狀。但是運動過程中，切記，必須正確地活動關節。

1 膝關節運動

1 抬頭挺胸，坐在椅子的前緣。

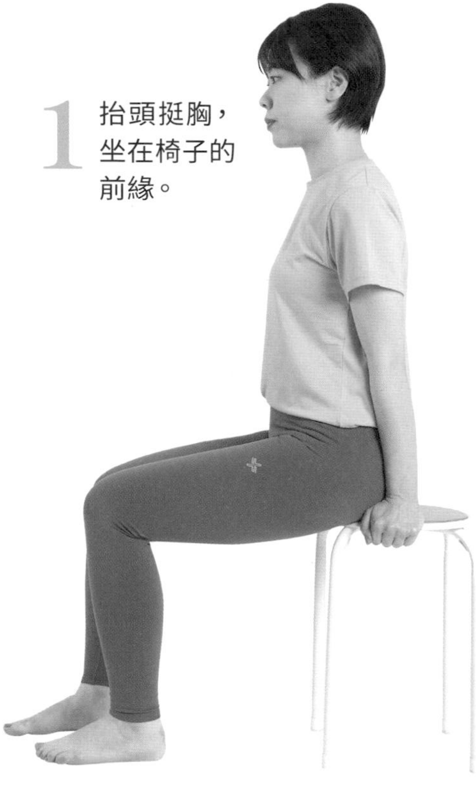

2 雙腳踩地，左右腳交替，往前、往後滑移。左右腳前後滑動 10 次為1組，共做2～3組。

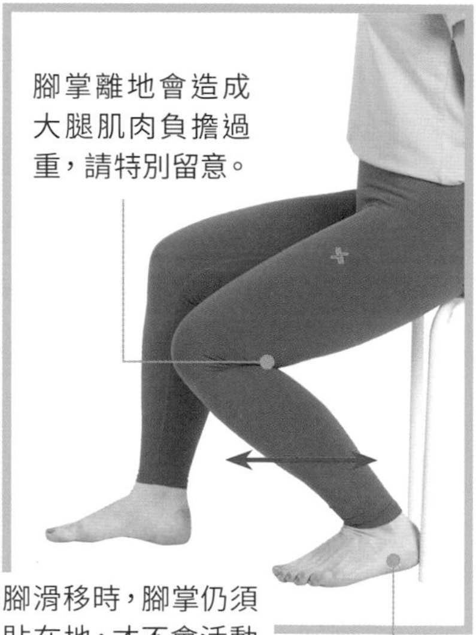

腳掌離地會造成大腿肌肉負擔過重，請特別留意。

雙腳滑移時，腳掌仍須平貼在地，才不會活動到膝關節之外的其他肌肉，精準訓練。

2 大腿後側運動

1 抬頭挺胸，坐在椅子的前緣，雙腳踩地。

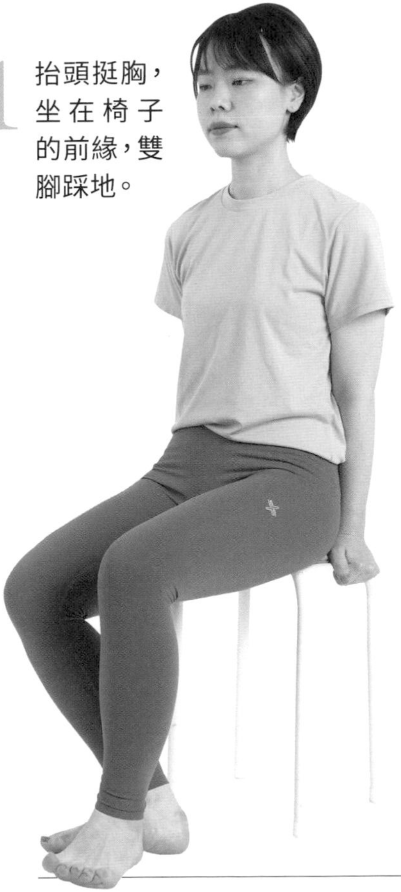

2 將疼痛腳的腳後跟，貼在另外一隻腳的內側腳踝下方，像是在輕輕按壓一樣停留10秒後放鬆，再輕輕按壓10秒後放鬆。來回2次10秒共計20秒為1組，有時間的話可做2～3組。

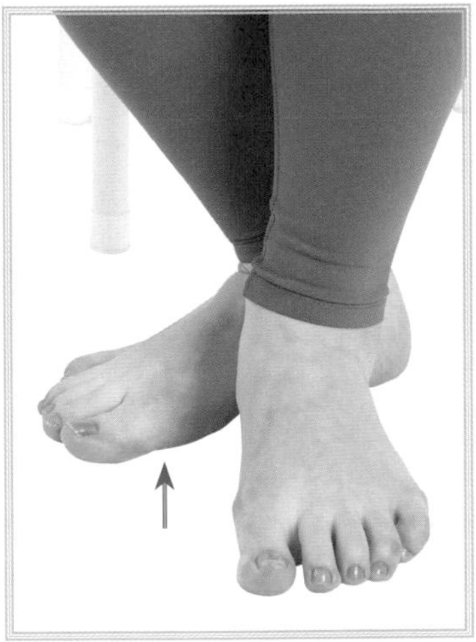

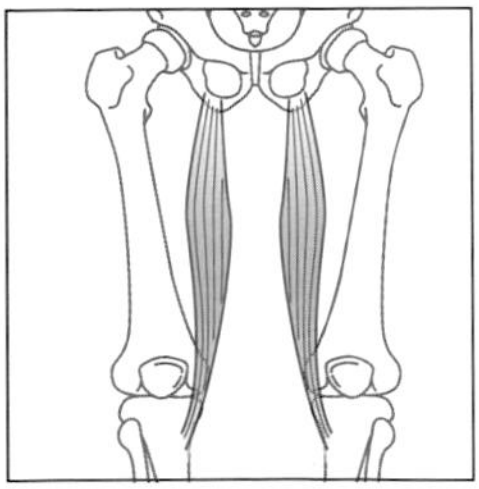

半腱肌

半腱肌是支撐大腿的其中一條肌肉，具有支撐膝關節與髖關節活動的功能。膝痛時，大腿的半腱肌會發揮保護膝關節的作用，在不增加負擔的情況下盡可能活動膝關節。

讓你一輩子健步如飛的 7 大肌肉❹

腓腸肌訓練

上了年紀之後，走路方式和年輕時不一樣，變得較慢且急促不穩，如此會對身體造成不少負擔。然而，只要適當地鍛鍊小腿肌肉，就能預防不適症狀並減少跌倒的風險。

1 初階小腿肚訓練

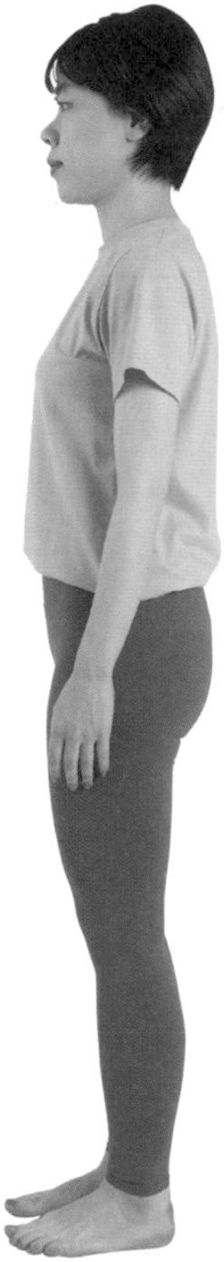

1 抬頭挺胸，筆直站好。

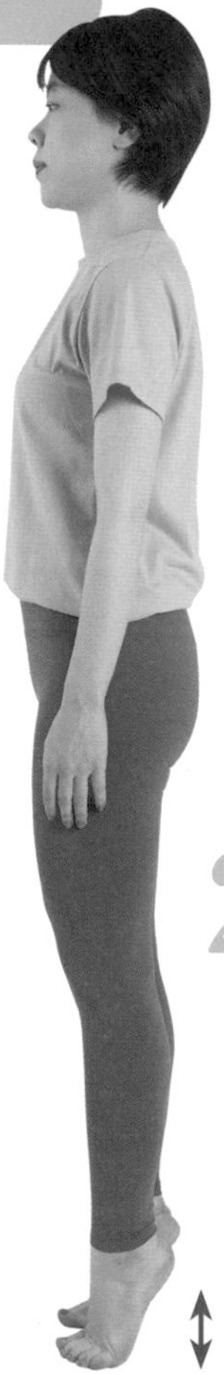

2 同時踮起雙腳腳跟再放下。來回踮起、放下重複 10 次；10 次為 1 組，做 2 ～ 3 組。

2 進階小腿肚訓練

1 雙腳的前腳掌站在臺階上，腳跟懸空（為防不小心後仰跌倒，動作進行時請務必有人站在身後協助）。

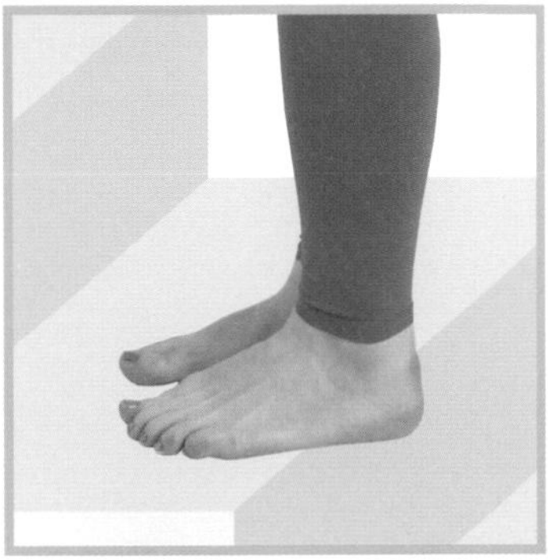

2 同時踮起雙腳腳尖，讓腳跟離地更遠一些，並停留10秒。

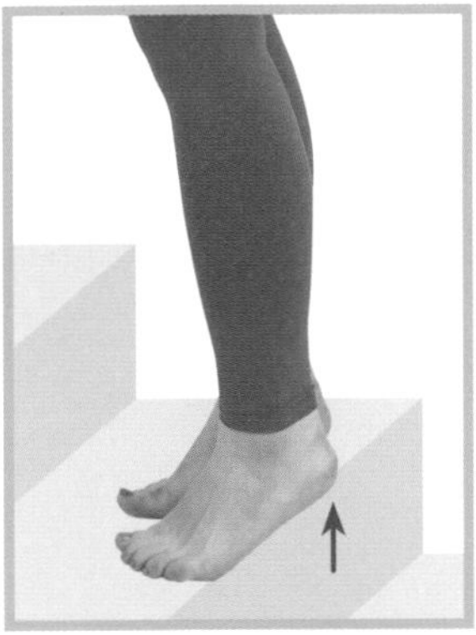

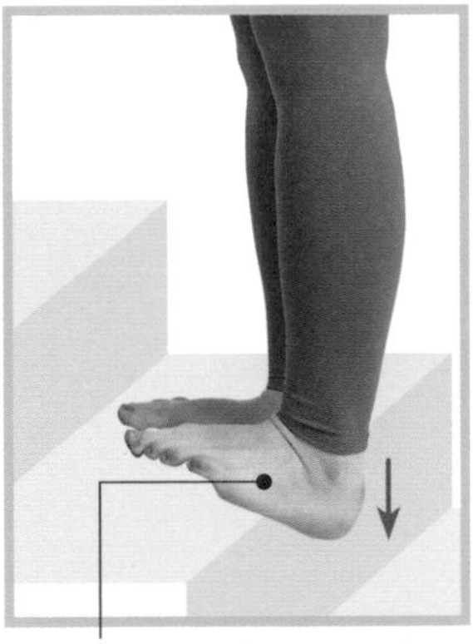

踮腳與放下的動作要盡可能大一些。

3 接著放下，放下時腳跟需低於臺階平面，停留10秒，再回到動作❶。完成動作❷＋❸為1組，共做2～3組。

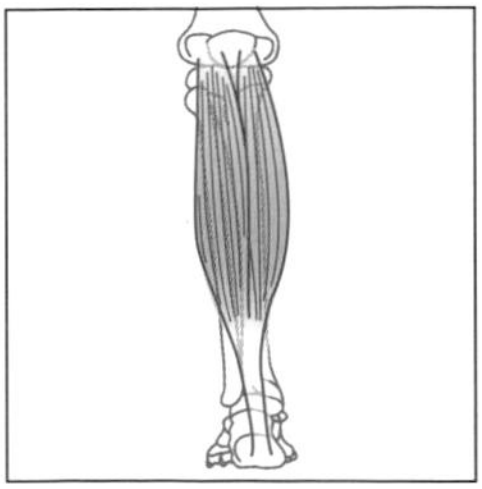

腓腸肌

腓腸肌是位於小腿表層的肌肉，具有輔助膝蓋彎曲與足部伸縮的功能。年輕健康的身體在使用此處肌肉時，會表現出極佳的踩踏力。但上了年紀後身體搖晃不穩，易改用腳尖走路，這時腓腸肌就會變得愈來愈僵硬，進而導致血液循環的狀況也愈來愈差。

讓你一輩子健步如飛的 7 大肌肉❺

內收肌訓練

位於大腿內側的內收肌一旦機能衰退，就可能引發膝痛或退化性關節炎。這項訓練，可以有效預防內收肌的機能退化，及其相關不適症狀的發生。

側躺內收肌訓練

過程中若覺得髖關節不舒服的人，不用勉強抬腿，稍微懸空也OK。

1 呈側臥姿勢，用單手撐頭，撐起上半身。

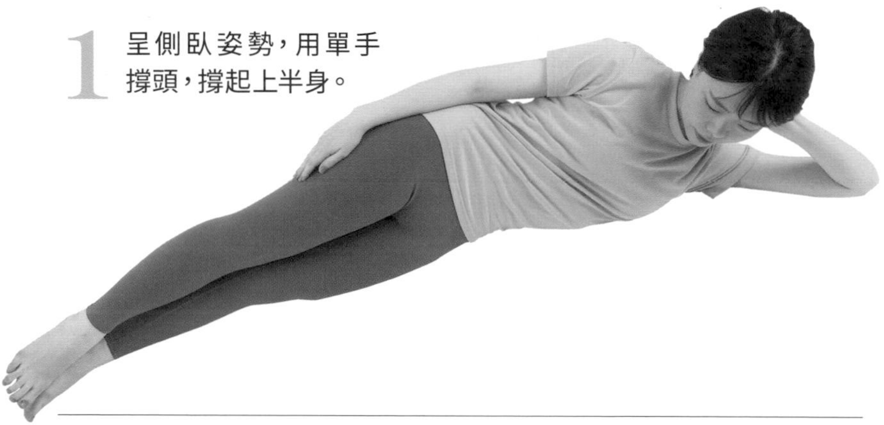

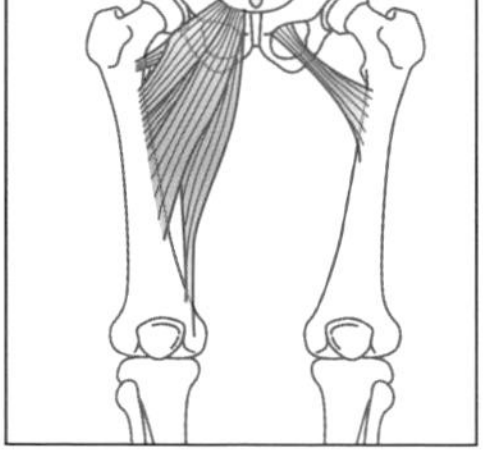

內收肌

內收肌位於大腿內側，是負責閉合雙腿的肌肉。行動不便久臥在床的人，之所以往往在走路時容易搖晃不穩，多半是因為日常生活中只用到大腿外側肌肉，進而導致內側肌肉逐漸退化所致。另外，一旦大腿內、外側肌肉呈現不平衡的狀態，就會進一步造成膝蓋內翻，加劇膝蓋負擔，患部也會因此變得愈來愈痛，甚至引發退化性關節炎。

2 如圖所示，將上方那隻腳往前彎曲，擺放在地。

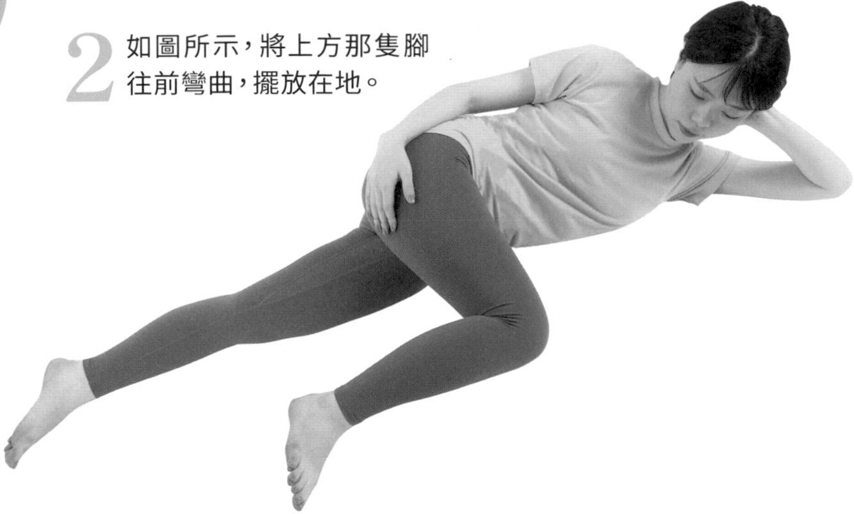

3 下方腳伸直，微微抬起離地 5 ～ 10 公分，停留 10 秒後放下，再換邊以相同方式進行。左右腳各停留 10秒為1組，做2～3組。

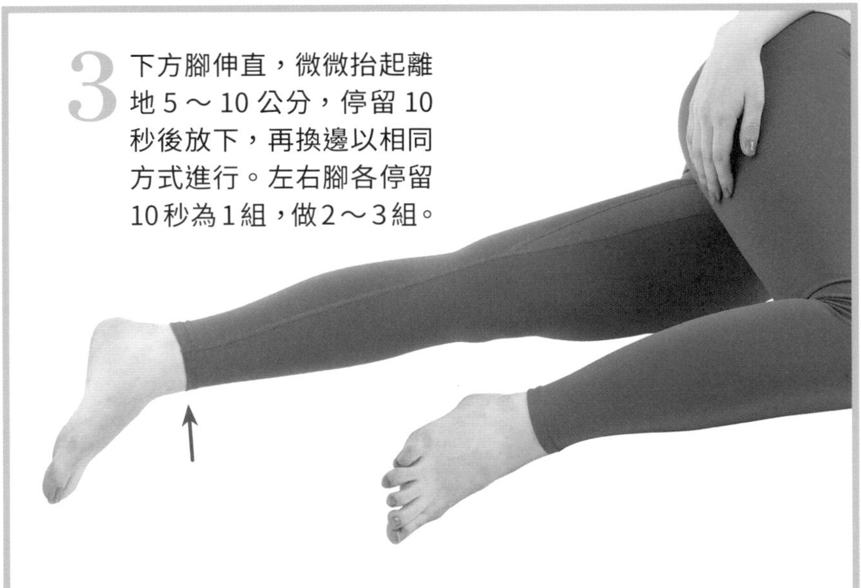

讓你一輩子健步如飛的 7 大肌肉❻

腹橫肌訓練

當負責維持軀幹穩定的腹橫肌無力萎縮時，不僅會造成姿勢不良，呼吸也會變得淺短。鍛鍊這塊肌肉有助於維持正確姿勢，同時也能維護健康的呼吸功能。

腹式呼吸訓練

若坐姿不對，就算深呼吸效果也不佳，因此，務必以正確的姿勢進行。

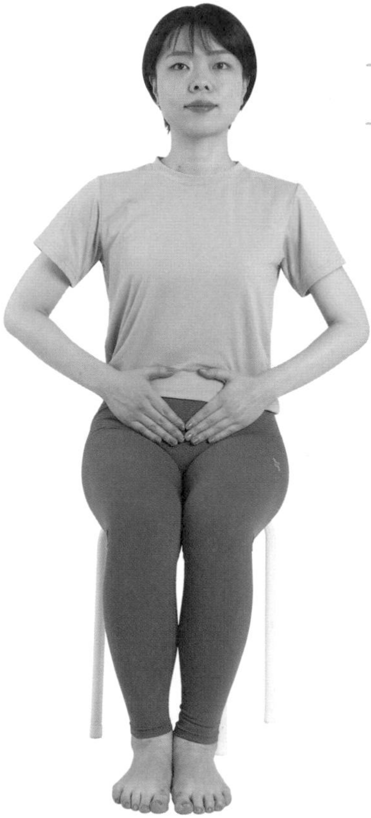

1 坐在椅上，挺直背脊，立起骨盆。

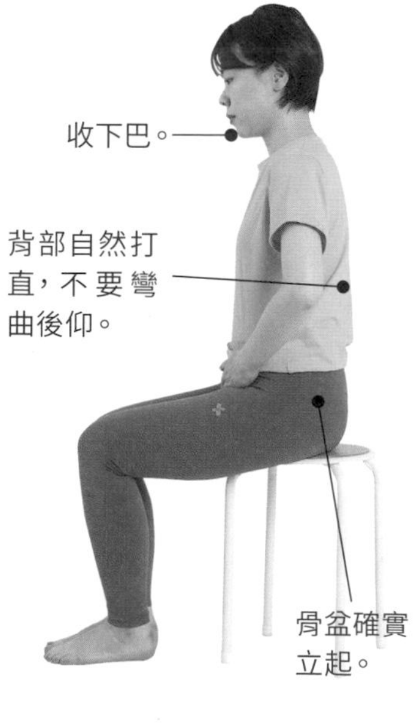

收下巴。
背部自然打直，不要彎曲後仰。
骨盆確實立起。

2 上半身稍微前傾，並維持在此姿勢，深吸一口氣。

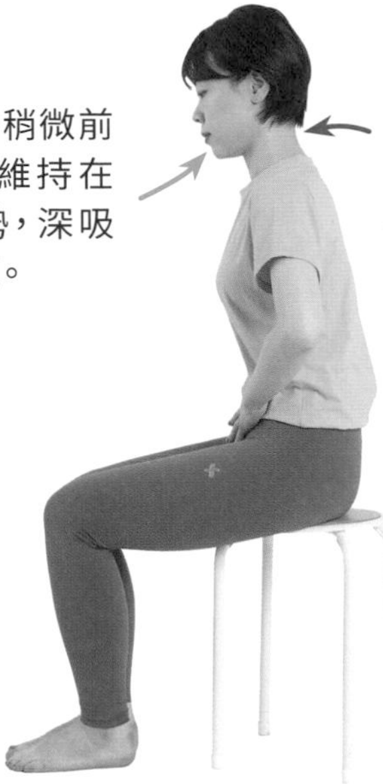

3 吐氣，同時感覺腹部緩緩往內凹。

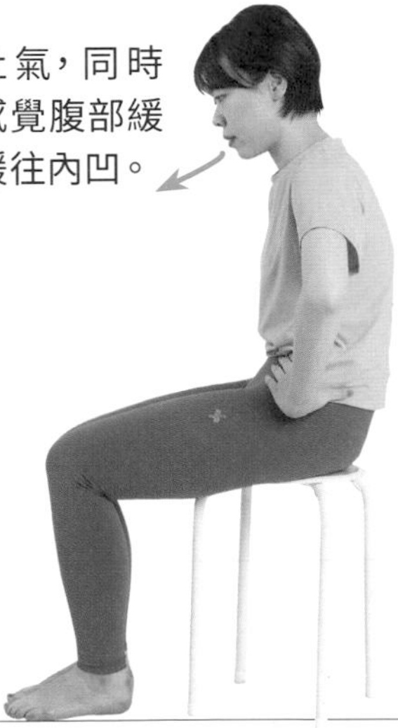

4 停留5秒後，回到動作❶。吸氣、吐氣5秒為1組，共做5組。

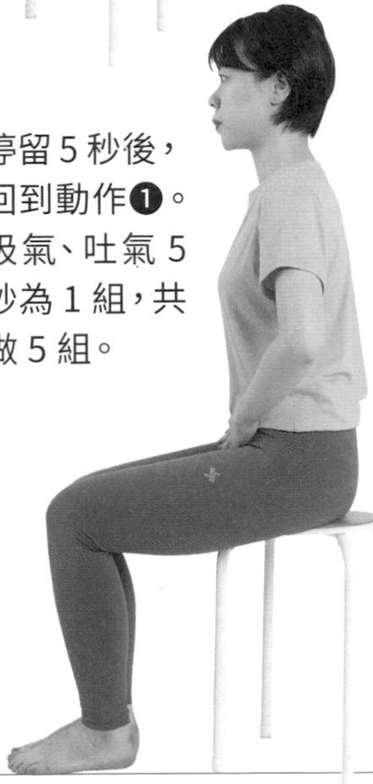

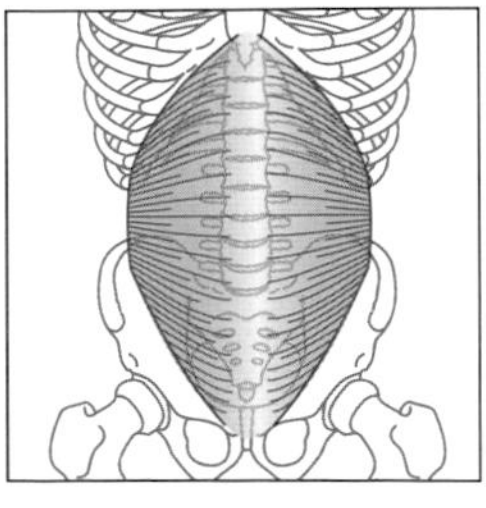

腹橫肌

在腹直肌、腹斜肌、腹橫肌等五種腹肌之中，腹橫肌是腹部最深層的肌肉，具有輔助呼吸的功能。當該肌肉衰退時，不僅會導致姿勢不良，引發腰痛等問題，還會增加跌倒的風險。然而不用過於擔心，腹橫肌可以透過緩慢的深呼吸來進行強化鍛鍊。

讓你一輩子健步如飛的 7 大肌肉❼

臀大肌訓練

臀大肌在踏地行走時，扮演著提供前進動力的角色。因此，當臀大肌的功能衰退，不僅膝蓋或髖關節會跟著弱化，也會提高跌倒與老後臥床的風險。

側躺臀大肌訓練

髖關節僵硬疼痛的人不要太勉強，將腳抬到不痛的位置即可。

1 呈側臥姿，下方腳輕鬆打直，上方腳彎曲往前擺，其腳踝的位置需高於下方腳的膝蓋。

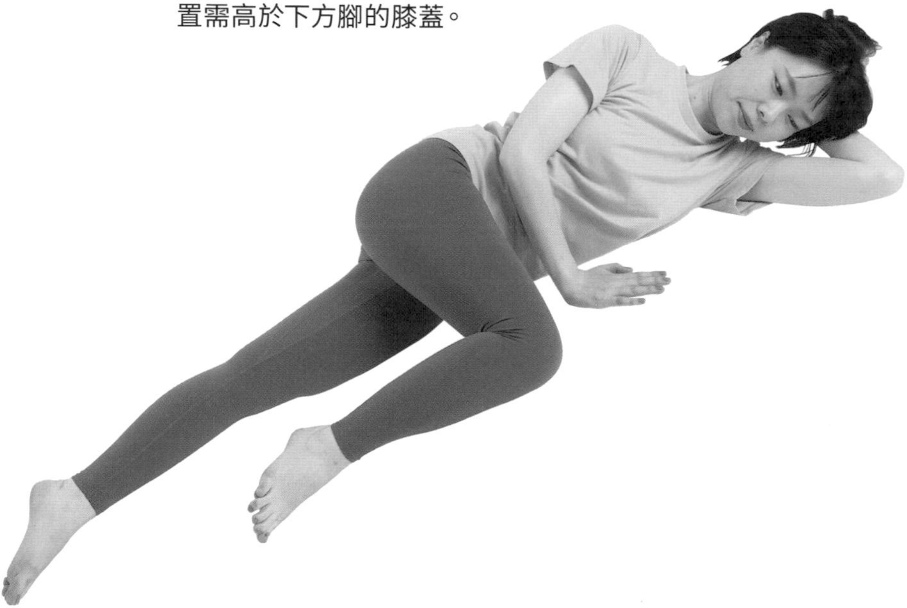

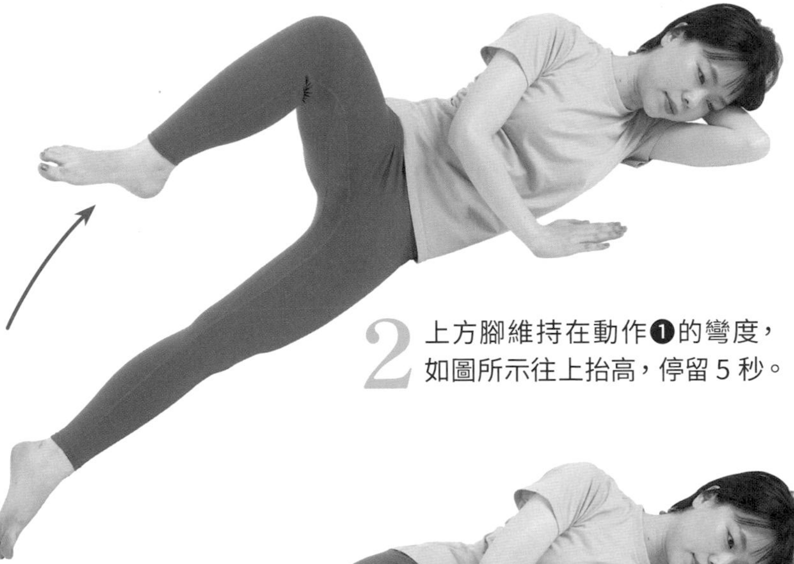

2 上方腳維持在動作❶的彎度，如圖所示往上抬高，停留5秒。

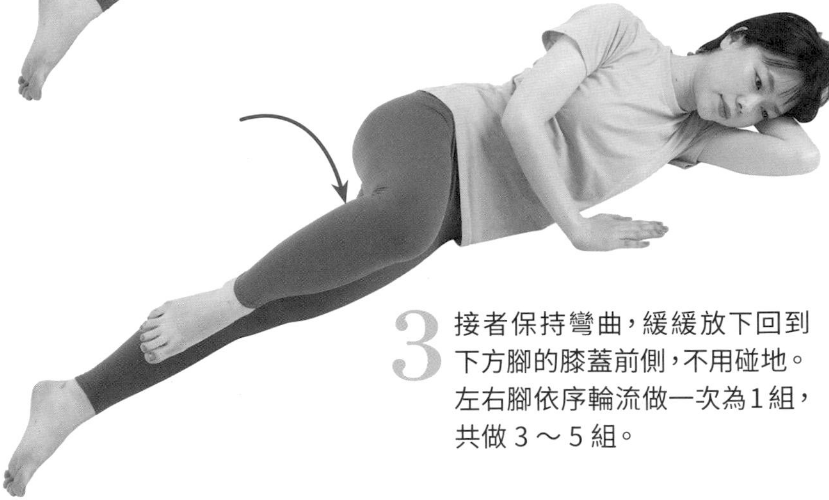

3 接者保持彎曲，緩緩放下回到下方腳的膝蓋前側，不用碰地。左右腳依序輪流做一次為1組，共做3～5組。

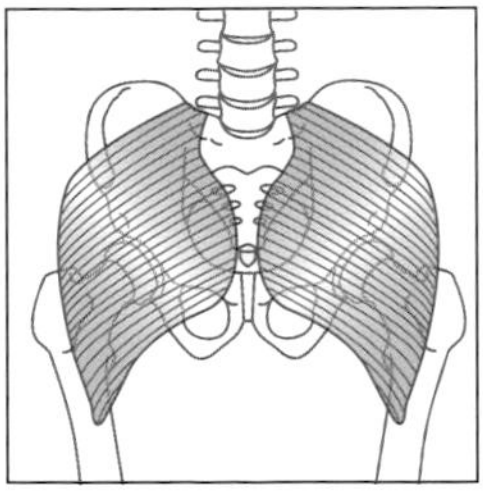

臀大肌

臀大肌從骨盆後方延伸至大腿一側，是附著在臀部上最大的肌肉，它不僅是上半身的主要支撐點，也是連結上、下半身動作的關鍵角色。隨著年齡增長，臀大肌的機能會逐漸衰退，導致髖關節活動度也大幅下降，造成步伐不穩易跌倒。藉由鍛鍊臀大肌和快速正確的走路方式，就能打造出一輩子穩穩走路的健康身體。

不用走1萬步！「擺腿10次」就能輕鬆強化腰腿功能

為了避免老後臥床，積極維持「步行力」的人愈來愈多。可是不管走再久，如果沒有活動到「關鍵部位」，這樣的走路訓練幾乎是無效的。那麼，哪裡是「關鍵部位」呢？就是位於大腿根部的「髖關節」。

年輕的時候，即使充分活動髖關節，走起路來也不會對身體造成負擔，可是年紀漸長之後，腹肌因老化而衰弱、脊椎彎曲，走路也變得搖晃不穩。此時一旦髖關節跟著一起退化，不僅走路容易摔倒，身體也會出現許多不適症狀，還會提高健康壽命縮減、長期臥床的風險。要預防以上狀況，走路前不妨先做一些伸展動作為髖關節暖身，才能維持流暢的步行姿態，達到真正的運動保健功效。

比走 1 萬步還有效的

擺腿運動

像揮棒一樣前後、左右擺動雙腳，有助於訓練支撐身體的髖關節，提升活動度。無論是站著或躺著擺動，都能讓僵硬的髖關節活化起來。

1 站姿前後擺腿

單手扶著牆壁時，也可順帶舒展上半身。

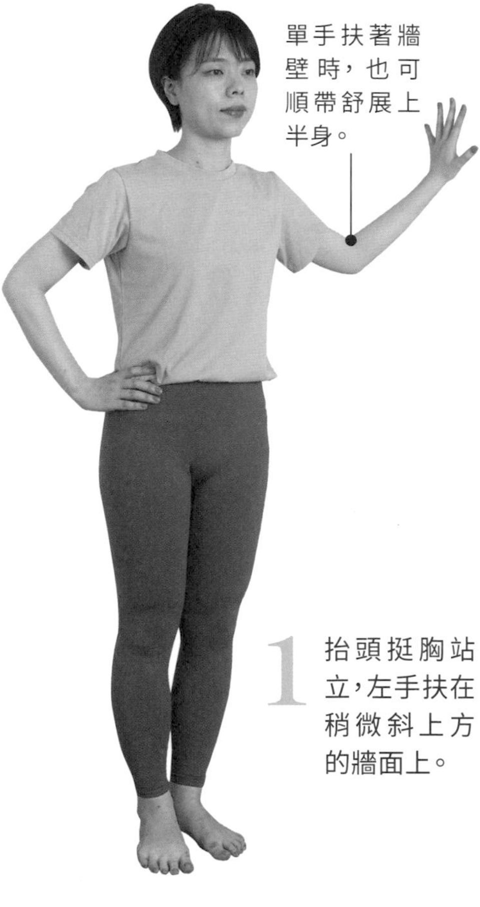

1 抬頭挺胸站立，左手扶在稍微斜上方的牆面上。

2 大腿肌肉不要用力，讓右腳像垂下的棒子一樣，前後大幅度擺動，來回 10 次。完成後換邊，以相同方式進行。1 組為 10 次，左右腳分別做 2 ～ 3 組。

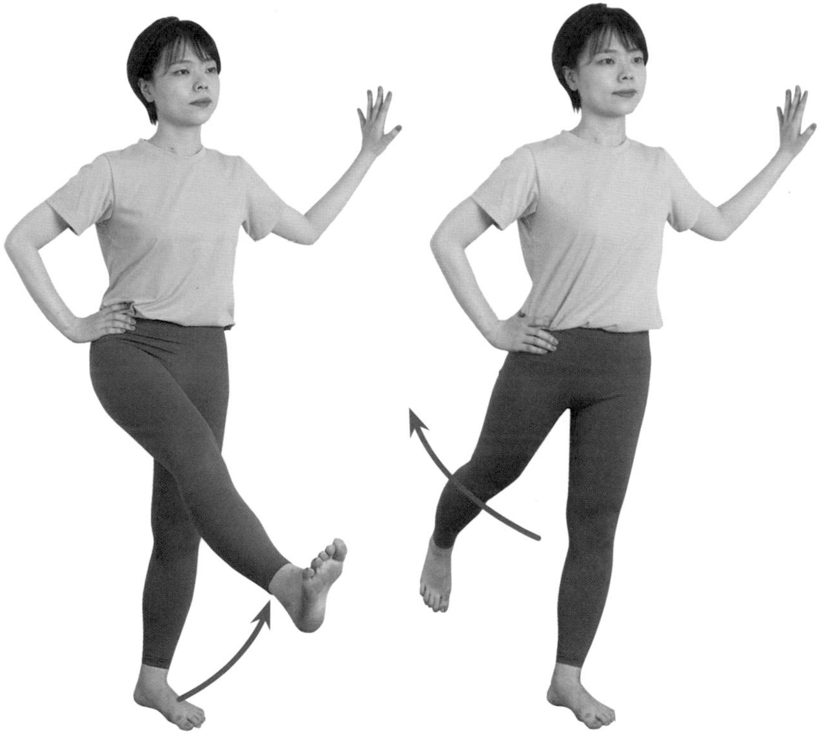

2 站姿左右擺腿

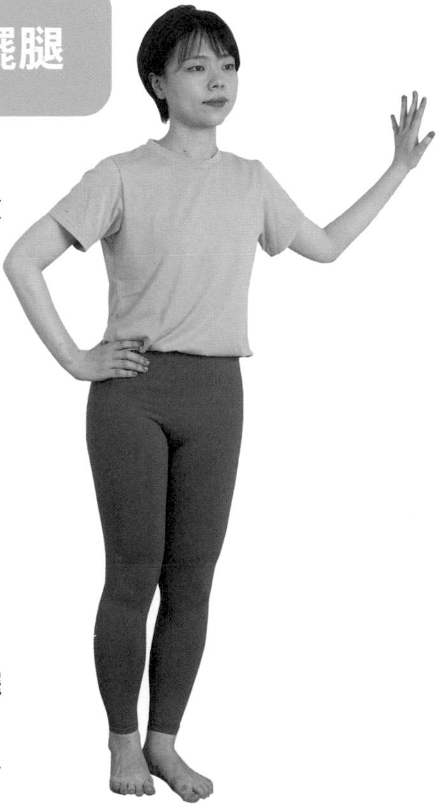

1 抬頭挺胸站立，左手扶在稍微斜上方的牆面上。

2 右腳往前伸，再左右大幅度擺動，來回 10 次。完成後換邊，以相同方式進行。10 次為 1 組，左右腳分別做 2～3 組。

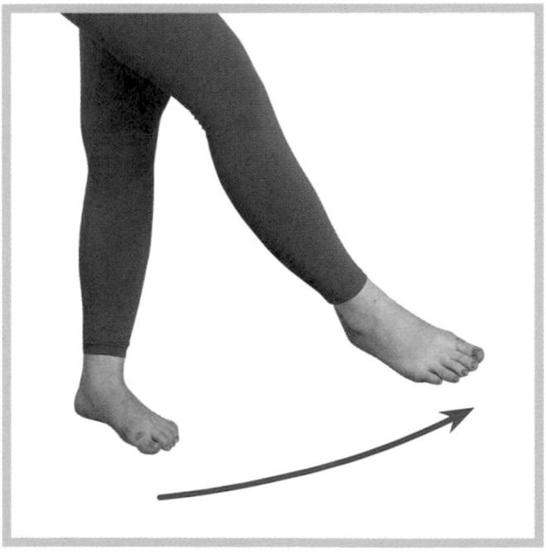

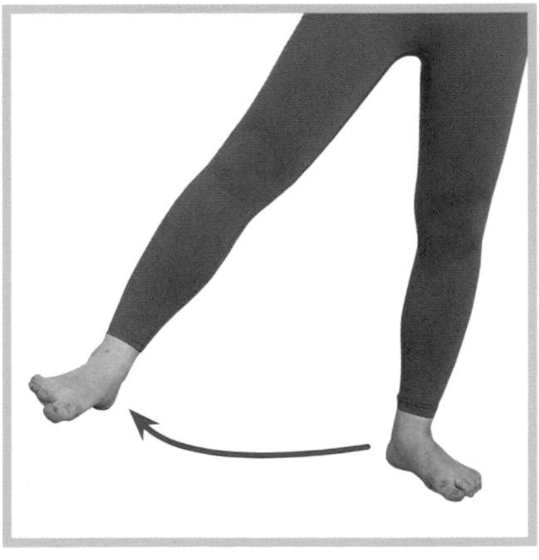

3 站姿旋轉擺腿

站姿擺腿雖然有效，有時卻也會對腰腿造成比較大的負擔。若覺得不習慣或腰腿下半身感到疼痛的人，不妨嘗試仰躺姿勢，也能達到不錯的伸展效果。

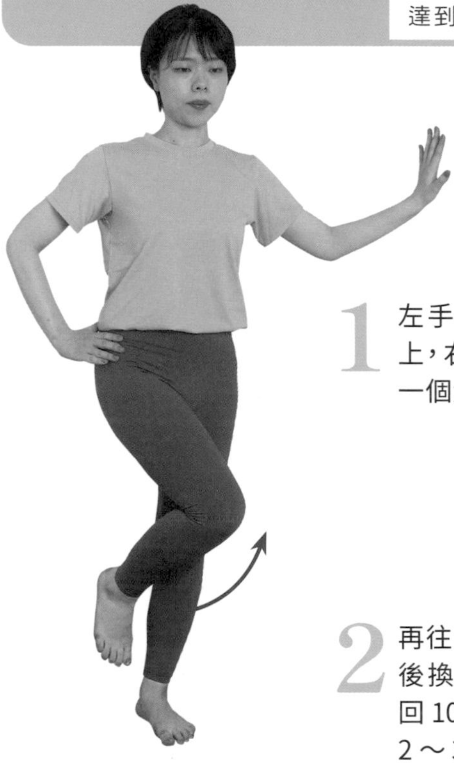

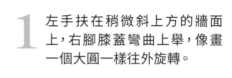

1 左手扶在稍微斜上方的牆面上，右腳膝蓋彎曲上舉，像畫一個大圓一樣往外旋轉。

2 再往內旋轉，來回 10 次。完成後換邊，以相同方式進行。來回 10 次為 1 組，左右腳分別做 2～3 組。

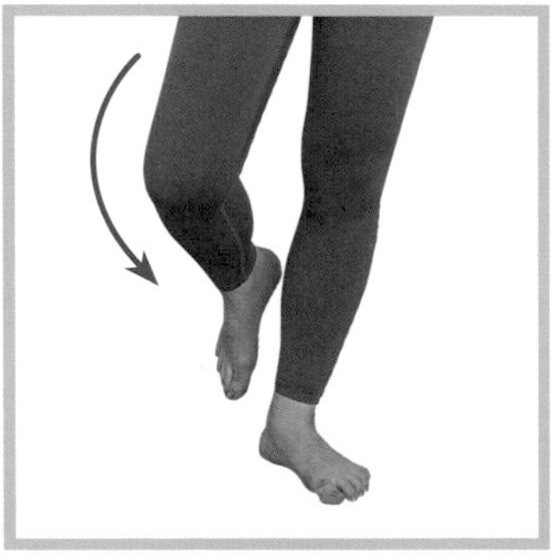

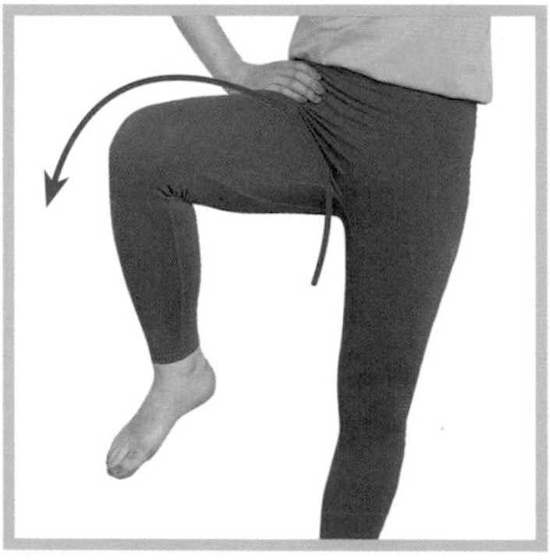

4 伸展腳踝・膝蓋・髖關節的躺姿擺腿

髖關節僵硬、彎曲困難的人請不要勉強，量力而為，在自己做得到的範圍進行即可。

腳踝伸展

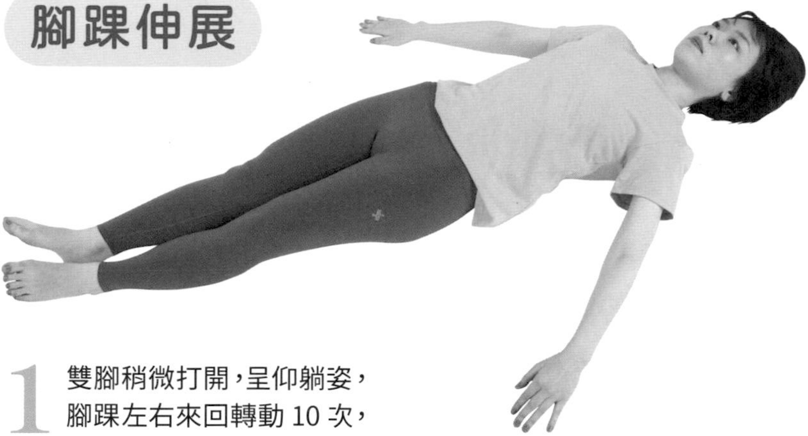

1 雙腳稍微打開，呈仰躺姿，腳踝左右來回轉動10次，此為1組，共做2～3組。

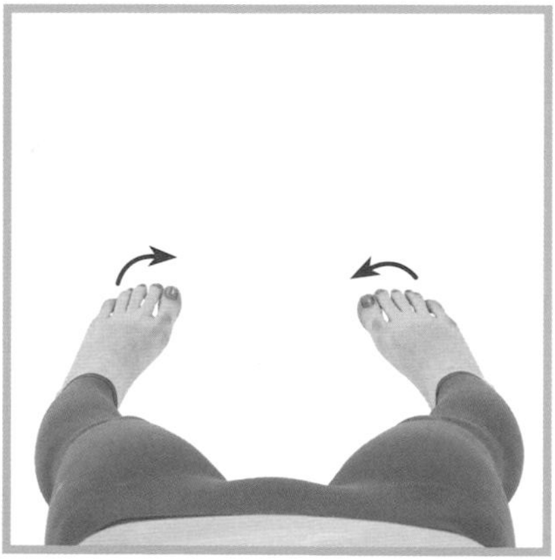

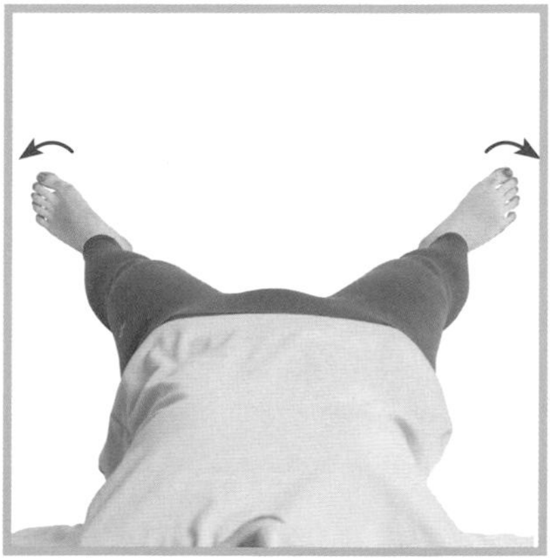

膝蓋伸展

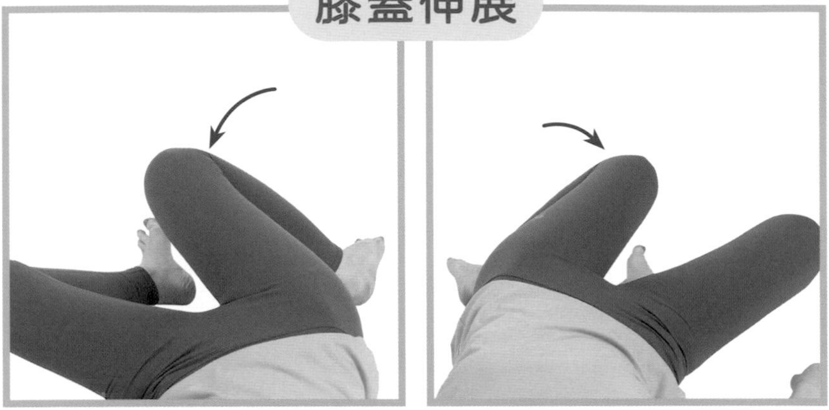

2 立起雙膝，雙腳同時朝同一個方向傾倒，左右來回搖擺 10 次，此為 1 組，共做 2～3 組。

髖關節伸展

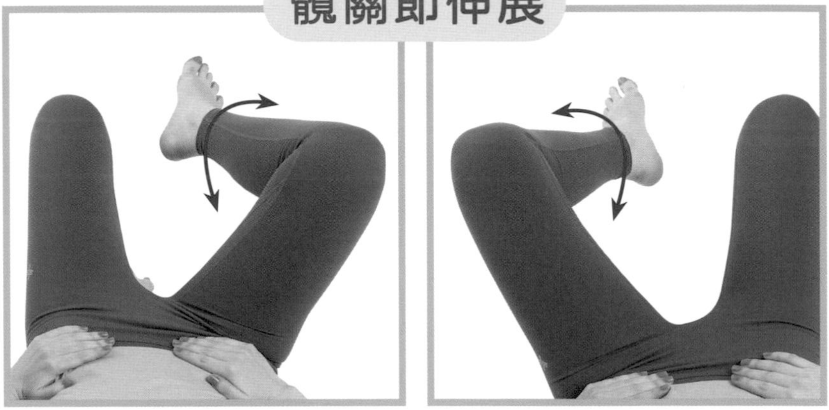

3 雙膝保持彎曲立起，左右腳依序分別往外旋轉 10 次、往內旋轉 10 次為 1 組，共做 2～3 組。

健走前，務必先透過伸展和按摩提升腳踝的活動度

為了避免老後臥床，我認為可以同時鍛鍊足部的「健走」，應該是較好的運動選擇。健走雖然對身體好處多多，但若採取錯誤的走路方式，反而會造成關節損傷，提高長期臥床的風險。由於腳踝在走路時負責上下活動的緩衝作用，因此一旦腳踝的活動度衰退，整個腳掌就會直接從地面承受衝擊，並且往上傳遞，進一步造成膝痛或腰痛等問題的發生。

除此之外，也因為腳踝機能衰退，容易導致身體重心不穩或跌倒，因此在順序上，最好可以先透過伸展或按摩提升腳踝活動度之後，再開始健走比較好。

正確健走前必做的

腳踝按摩 & 伸展

腳踝具有支撐身體，以及緩和地面衝擊力的功能。為了充分發揮腳踝的功用，可以透過按摩與伸展來緩解阿基里斯腱（跟腱）後方的肌肉，同時幫助腳踝上下活動，提高其活動度和靈活度。

1 踝骨按摩

請注意，按壓位置為足部內腳踝後方阿基里斯腱至前側肌肉一帶。

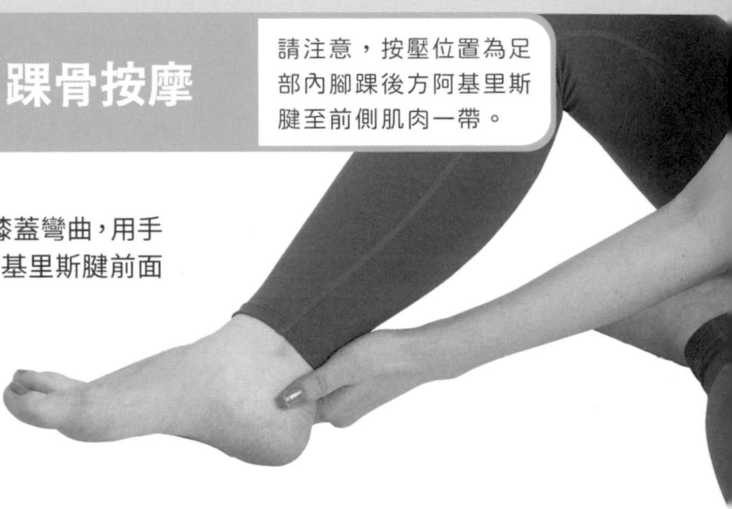

1 坐在地上，單腳膝蓋彎曲，用手按壓踝骨後側阿基里斯腱前面一點的位置。

2 用拇指和食指，從腳踝開始往上，進行上下、左右來回各10次的按摩。10次為1組，左右腳分別做2～3組。

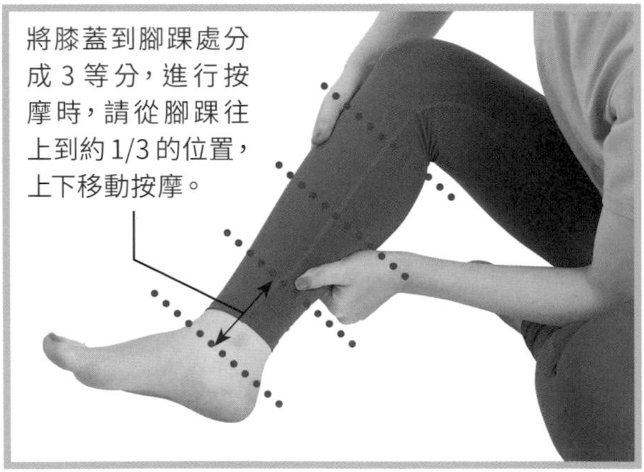
將膝蓋到腳踝處分成3等分，進行按摩時，請從腳踝往上到約1/3的位置，上下移動按摩。

2 腳趾前後彎曲伸展

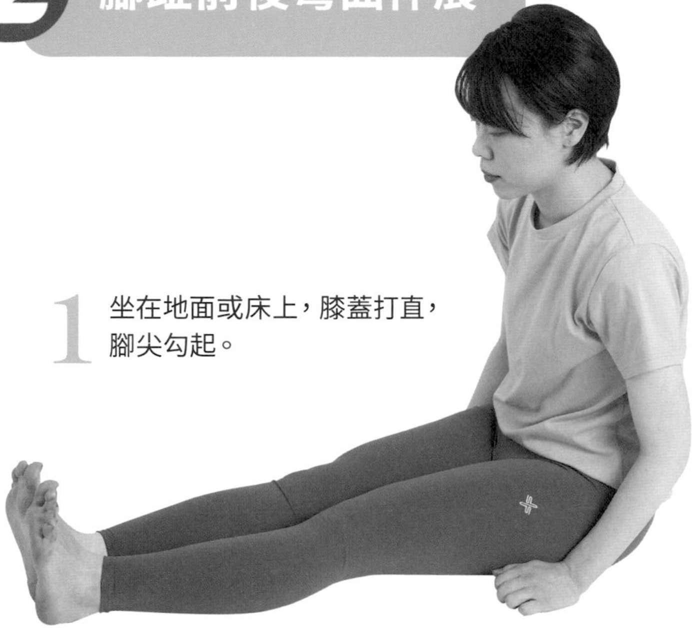

1 坐在地面或床上，膝蓋打直，腳尖勾起。

2 保持腳趾彎曲、腳後跟平貼在地或床上，上下擺動腳踝10次為1組，共做2～3組。

為了確實活動腳踝，過程中腳趾要維持在彎曲的狀態。

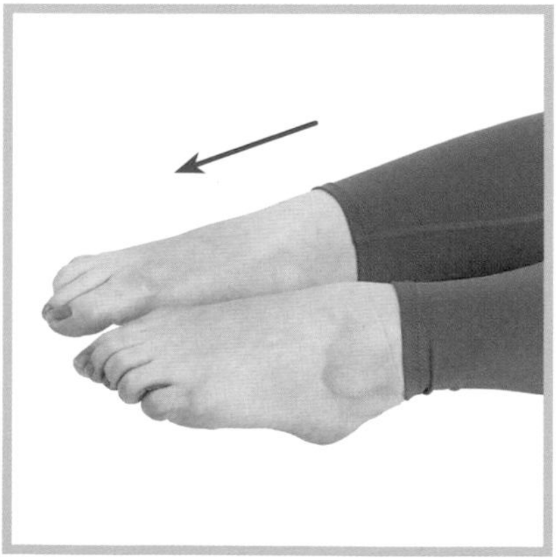

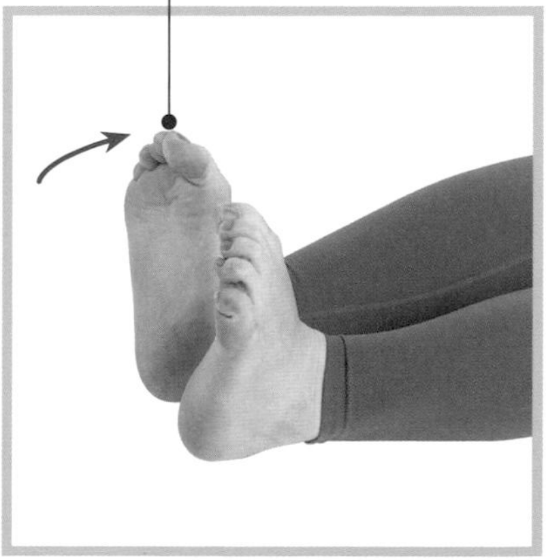

第 5 章

在日常生活中反覆練習，正確使用身體的方式

就算做再多的伸展訓練，
要是過程中不懂得如何正確使用身體，成效也會相當有限。
所以，跟著我一起來學習日常生活中正確的身體使用方法吧！

縮短久坐時間，定期矯正姿勢

根據日本厚生勞動省與文部科學省體育廳的研究報告指出，日本成年人平均每天坐下的時間為一天四百二十分鐘＝七小時，是世界上主要二十個國家中「久坐時間最長」的國家。報告中同時指出，一天久坐超過十一個小時的人，比起坐不到四小時的人，前者的死亡風險高出四十％。

此外，即便一天坐同樣久的時間，比較少中斷坐姿起身的人，其罹患糖尿病、高血壓或肥胖導致的代謝症候群等疾病的風險，也會大幅增加。由此可見，**與其說「久坐」不健康，更正確的說法應該是「長時間未中斷久坐」才是健康的高風險因子。**

除此之外進一步來看，久坐時間也與膝痛密切相關。其實我們的坐姿與坐下時間的長短，正是膝痛和軟骨磨損的主要原因。當然，如果能避免因工作等事務長時間久坐自然最好，但如果實在是無法避免，接下來要介紹的正確坐姿與站姿，請大家絕對不能輕忽，並盡可能身體力行於日常生活中吧！

正確的坐姿

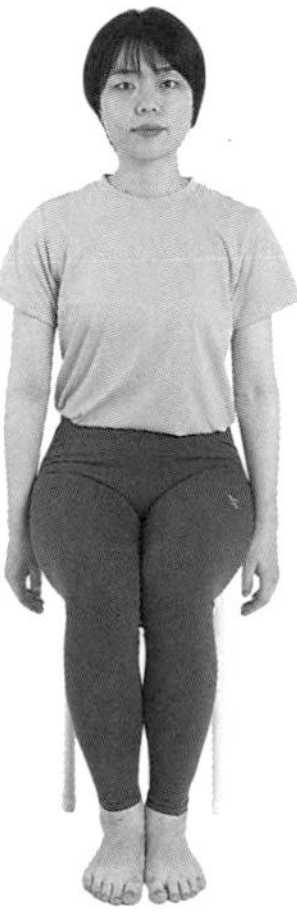

1 坐下後膝蓋合攏，保持雙膝左右對齊，雙腳不要打開。

2 肩膀的位置要在骨盆正上方，可以透過鏡子等方式確認。

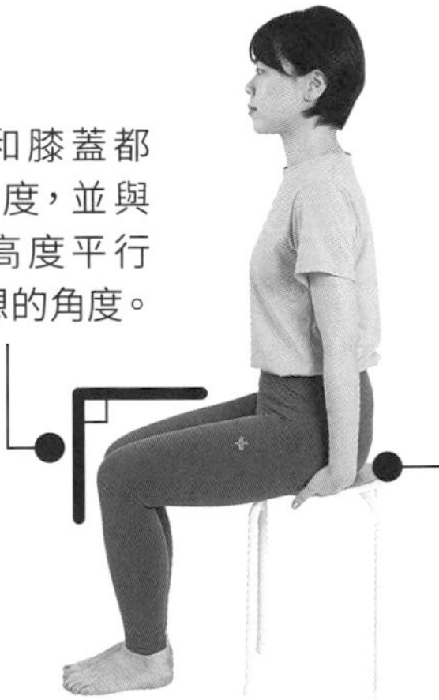

髖關節和膝蓋都維持90度，並與椅子的高度平行是最理想的角度。

立起骨盆，將掌心放在臀部下方，確認臀部突出的骨頭確實接觸椅面。

正確的站姿

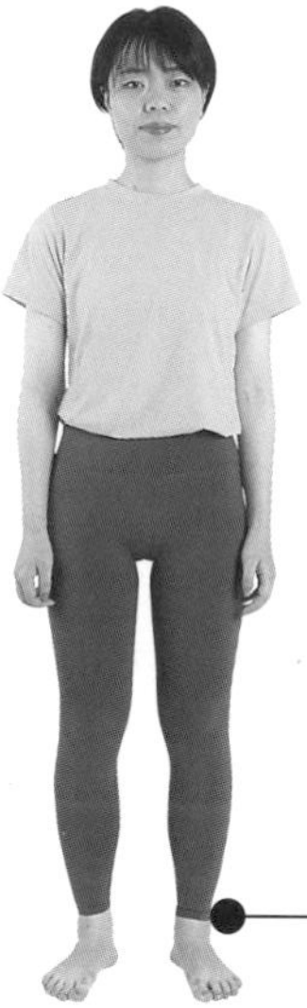

1 抬頭挺胸，雙腳腳尖朝外約 20 ～ 30 度，這時身體的重心應落在足踝內側較大骨頭前緣和腳後跟上。

重心放在腳後跟，保持在由內踝承受重心的站姿。

2 小腹內收，讓身體重心移至內踝。

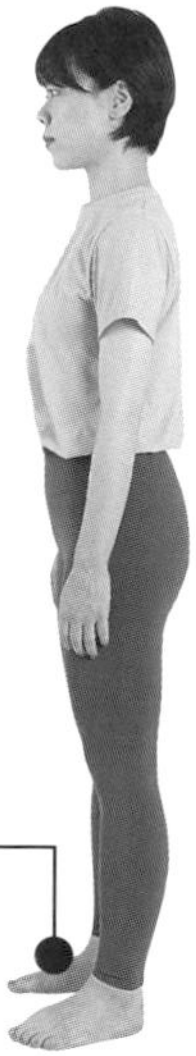

若雙腳腳尖往外張太開或往內收太多，皆可能導致膝蓋扭挫傷。

膝蓋與髖關節的彎曲順序不可顛倒

在日常生活中，一天之中少不了要起身好幾十次，若起身姿勢不對，長久累積下來對膝蓋的負擔可是相當驚人。其中，髖關節是否充分參與起身的動作，恰恰決定了膝蓋是否會扛起過大的負擔。

錯誤的起身方式是髖關節不動，光靠膝關節彎曲、伸直。與此相對，**正確的起身方式是髖關節先動作，然後再啟動膝關節。**另外，像是只靠膝蓋的力量緩緩站起來，或是將膝蓋內收、以大腿內側撐起身體，都是錯誤的起身方式。

正確來說，我們站起來時應該要充分發揮髖關節的功能，而且最好是在幾乎不需使用膝關節的情況下就能輕鬆站起最好。如果因此感到劇烈疼痛，或是腰腿功能本來就比較衰弱的人，請嘗試用手扶住椅子或牆壁來撐起上半身。

正確的起身方式

1 上半身挺直，立起骨盆，雙腳腳尖和膝蓋盡可能朝前對齊。

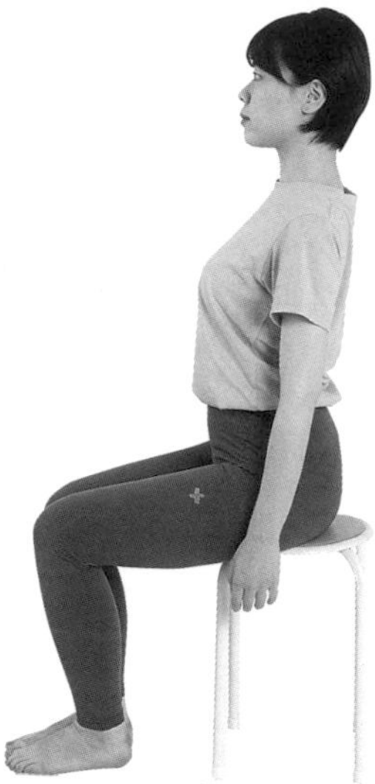

2 像要鞠躬般彎曲髖關節，再順勢站起。

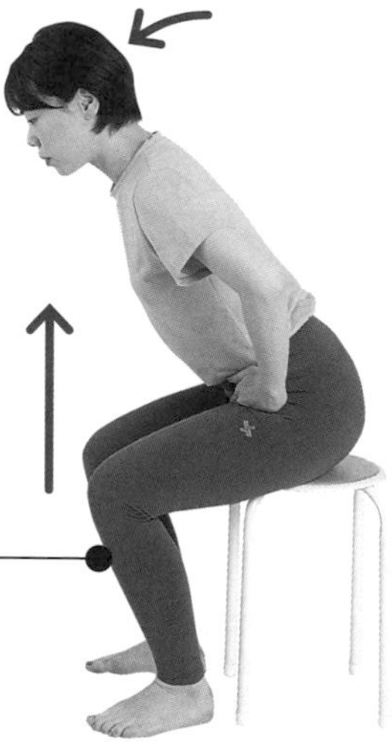

腳稍微往後移，可以更輕鬆地讓重心往前移動。

如何從地上正確起身？

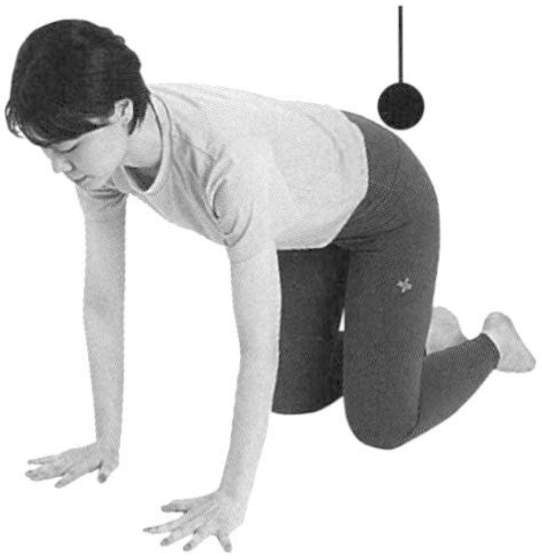

1 雙手平貼在地，呈四肢跪地的姿勢。

盡可能抬高臀部。

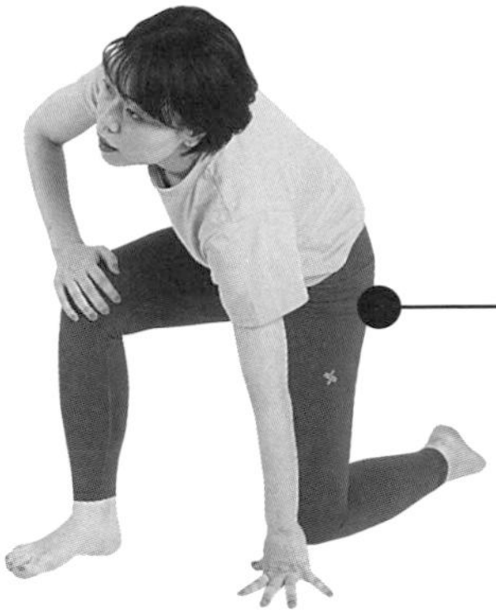

若臀部的位置太低，起身時會造成膝蓋較大的負擔。

2 將其中一腳往前彎曲立起，手撐在那隻腳的膝蓋上，上半身前傾彎曲的同時抬高臀部。

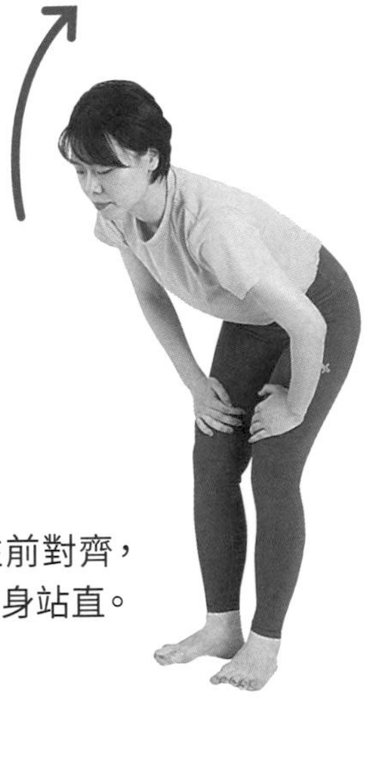

3 將後面的腳往前對齊，最後抬起上半身站直。

不要轉動膝蓋，讓膝蓋直接彎曲

有時在日常生活中經常需要蹲下，但錯誤的蹲下方式不只會造成膝蓋負擔，還會引起疼痛或關節變形，甚至導致髖關節疼痛或腰痛等問題。

蹲下時，由於膝蓋往內轉，會造成膝關節過大負荷。然而，膝關節本來的主要活動能力是彎曲和伸直，其天生的構造並不利於扭轉動作，因此當膝蓋內轉時，就會造成膝關節較大的負擔，進而造成疼痛和受傷等問題。

至於蹲下時身體的彎曲順序，錯誤的順序是膝蓋先彎曲，然後是髖關節；正確的順序應該是髖關節先彎曲，再來才是膝蓋。

另外，同時也要先確認，俯瞰時如果膝關節的位置比腳趾前面，代表膝關節已經呈彎曲狀態。**正確的作法，應該是腳尖先向外打開四十五度、呈雙腳打開的姿勢時身**

體再下彎，就會以正常的順序從髖關節開始動作蹲下。習慣了從髖關節開始彎曲的動作之後，連原本蹲下時會感到劇烈疼痛的人，都可以輕鬆完成這個動作。

正確的蹲下方式

1 雙腳腳尖向外打開呈 45 度，記得膝蓋也要隨腳尖轉向同樣的方向，再下蹲。

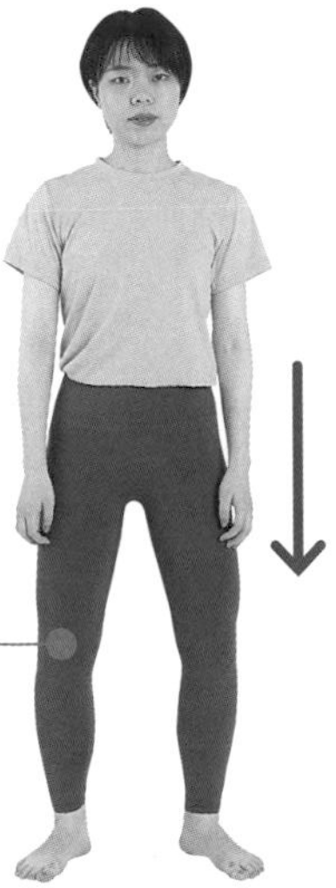

膝關節隨著臀部落下時會同步彎曲。

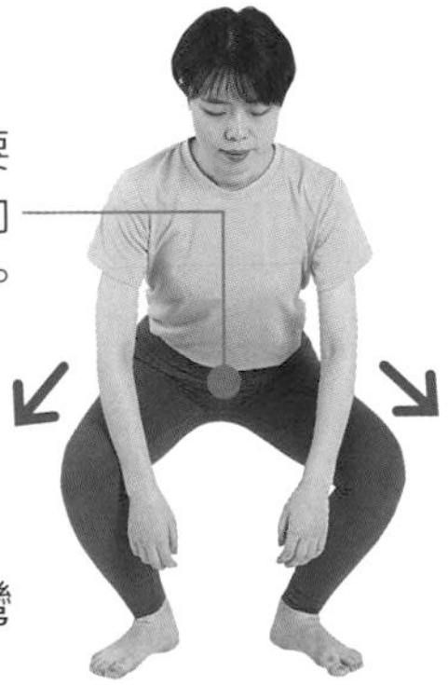

膝蓋和腳尖要往同一個方向彎曲，再下蹲。

2 先彎曲髖關節，再彎曲膝關節。

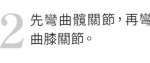

如果膝痛到蹲不下去…

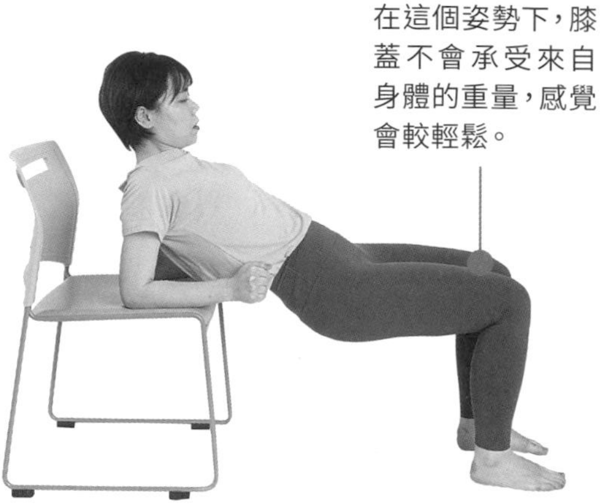
在這個姿勢下，膝
蓋不會承受來自
身體的重量，感覺
會較輕鬆。

1 雙手往後撐在椅面上，膝蓋前伸呈 90 度。

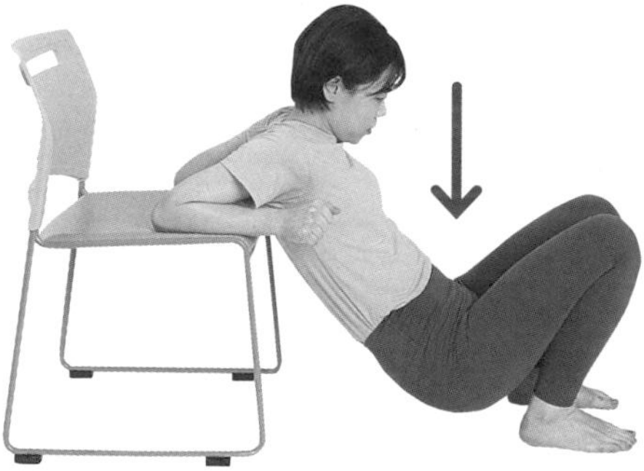

2 有意識地彎曲髖關節，讓臀部接近腳後跟，然後再回到雙手往後撐起身體的狀態。這個動作多做幾次就會更習慣了。

充分使用髖關節，以減輕膝蓋負擔

平日上下樓梯時，應該鮮少有人會特意去感受雙腿在爬升時的動作吧？可是，正是因為我們對自己上下樓梯的動作毫無所覺，才提高了膝關節受傷的風險。

當大腿肌肉在爬升或下行時過度使用，就會加諸給膝蓋極大的負擔，進而導致膝關節疼痛或變形的問題更趨惡化。這也顯示出，膝功能惡化與大腿肌肉的僵硬程度成正比。

相較於起身或坐下，上下樓梯的動作需要負擔更大的體重（重力），所以過程中只要一個動作不對，就可能引起關節發炎等一連串不適症狀。

除此之外，肌肉具有加速與減速的功能。下樓梯時，大腿肌肉會像煞車一樣拉長肌肉，此時會造成肌肉負擔；而上樓梯時，由於上半身採前傾姿勢，也會過度使用大

正確的上下樓梯方式

1 伸展背脊，保持上半身挺直。

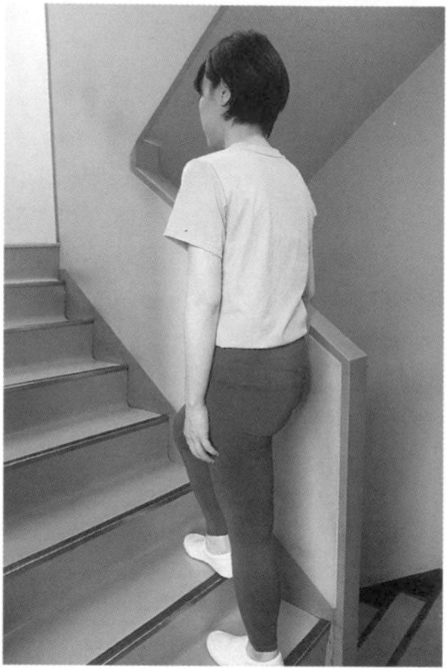

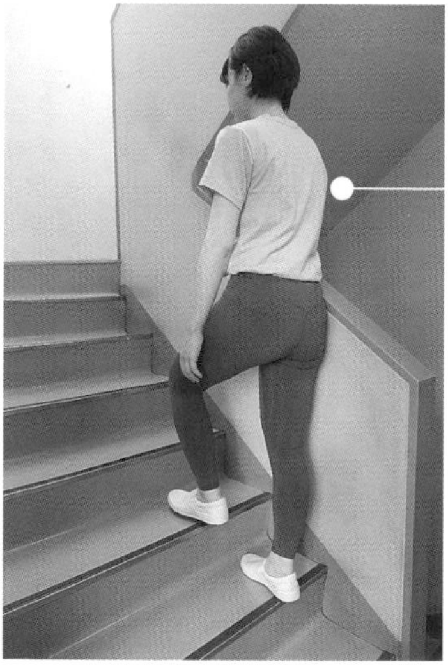

挺直上身，較不容易造成大腿肌肉的負擔，同時亦能減緩膝關節的壓力。

2 請使用髖關節爬樓梯。挺起上身，讓全部的腳掌踩在階梯上下樓。

腿前側肌肉。所以，充分使用髖關節，讓大腿肌肉的負擔降到最低，非常重要。

為此，大家不妨試試看，下樓梯時保持上半身挺直，讓全部的腳掌踏在階梯上，避免身體前傾，如此一來就能有效減輕大腿肌肉的負擔了。

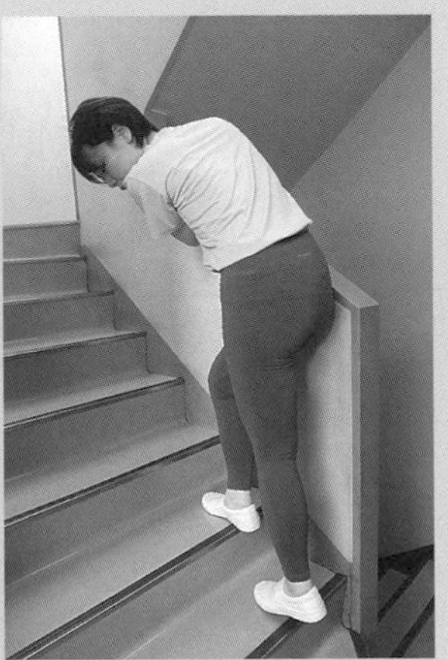

膝蓋嚴重疼痛或患有退化性關節炎的情況時

下樓梯時請面朝後，背對下樓，小心踏階而下。

挺起骨盆，由上半身帶動步伐

關於走路方式，每個人都有自己推崇的步行姿態，但也因此令人困惑，該怎麼走路才健康？

基本上，無論採取哪一種走路方式，最重要的都是上半身先往前帶動，接著由髖關節驅動雙腳前後移動，這樣的走路方式是比較好的。

至於該如何有效練習這套走路方式？只需將雙手像要歡呼般朝頭頂平行高舉，一邊走路即可。

大家不妨在家裡試著高舉雙手，一邊走路一邊充分感受髖關節前後移動，並且讓身體慢慢記住此刻下半身的動作。只要多多練習，身體就會記住正確走路的感覺，從而降低受傷或疼痛的風險了。

練習正確的走路方式

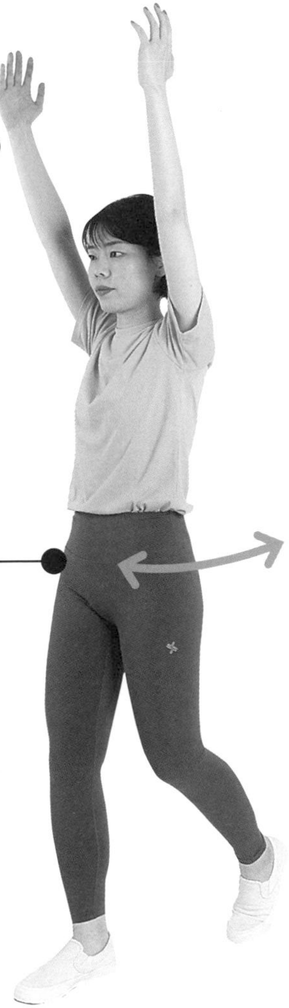
像要歡呼一樣將雙手伸直往頭頂高舉，一邊走路。
充分感受髖關節正在前後移動。

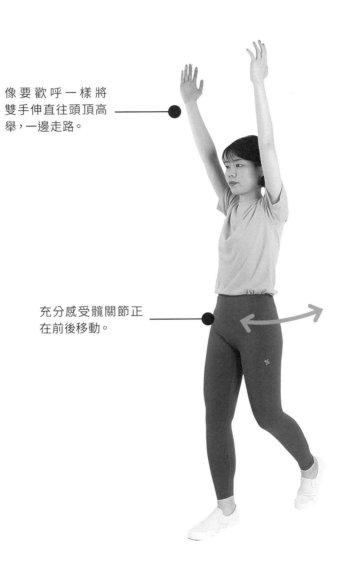

正確的走路方式

1 想像是要由額頭往前拉動身體前進的感覺。

2 拇趾像是往前踢出一樣伸展膝部，然後腳跟先著地。

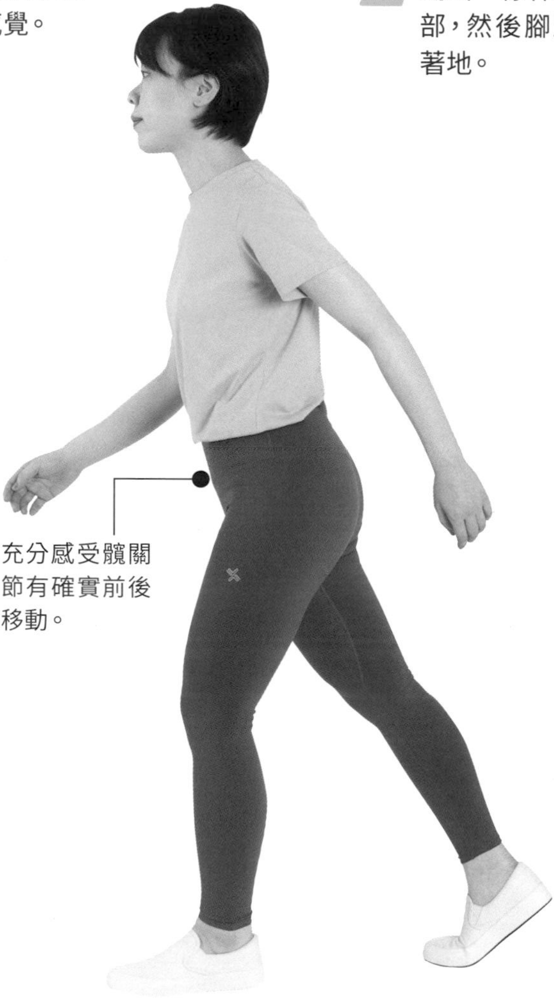

充分感受髖關節有確實前後移動。

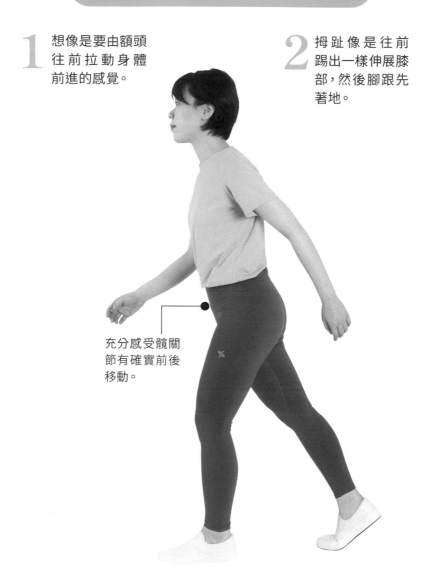

結語
精準鍛鍊主要肌肉，翻轉老年生活的刻板印象

首先，我要感謝大家願意讀完這本書。

在本書最後，我想和大家分享一個我在施術現場忘不了的小故事。那就是我的第一位患者A女士。A女士患有帕金森氏症，卻仍相當健談開朗，院內的同事都很喜歡她。療程結束時，她反覆向我表達感謝之意，這對於當時資歷尚淺的我起了莫大的鼓勵。然而某天，A女士打來電話，電話另一頭傳來的話語聲，充滿了我從未在她身上感受過的沮喪和無助。

「笹原先生，真不好意思，您現在方便盡快來一趟嗎？」

我感到相當驚訝，立刻趕去A女士家中。才剛進門，就見到A女士一臉痛苦地躺在床上，於是我當場進行舒緩疼痛的施術。

「全身都在痛，也根本下不了床。為什麼我活得這麼辛苦呢？」

聽到A女士這麼說，坐在一旁只能採取對症治療的我，一時間感到非常無力，不禁自責起來。這段回憶，至今我仍歷歷在目。

改變疼痛僅能短期治療的現狀，是我的使命

帕金森氏症是一種漸進式且無法停止惡化的重大疾病，因此患者在罹病之後，身心會變得既困頓又痛苦。即使在當下，我們這些治療師意識到自身的無能為力，但依舊盡可能努力為患者減輕痛苦，這是因為我們日復一日進行施術的初衷，就是希望讓患者的生活過得更好。

我希望我的自身經歷，可以讓各位讀者再次感受到，能夠每一天健康無憂地生活，是件多麼美好的事。

對於大多數腰腿功能衰弱、長期臥床，或是行動不便以致生活品質低落的人而言，現在正是疼痛臨頭，卻無法採取正確治療與照護的年代。人們只能仰賴注射、按摩、藥物或藥布等短期對症治療，而這就是現狀——但是，我想要改變這個現狀。

我在每一天的治療中，都想要幫助每一位患者擺脫身上的疼痛，找回可以一輩子好好走路的健康身體。如果這本書能幫助大家打造「一〇〇歲的健康腰腿」，將帶給我莫大的喜悅。

100歲腰腿訓練計畫

這項計畫是針對患有關節痛的讀者所設計的訓練計畫。至於尚未出現疼痛，只是想提早保健的人，請從第 5 週開始挑戰。透過按部就班的治療，打造健康的腰腿功能吧！

沒有疼痛症狀或症狀較輕微的人，請直接從第 5 週開始挑戰！

（第 1 ～第 4 週）

第5～8週

第1天

髂腰肌訓練（P. 91～）
股內側肌訓練（P.97～）
內收肌訓練（P.104～）
臀大肌訓練（P.108～）

第2天

半腱肌訓練（P.100～）
腓腸肌訓練（P.102～）
腹橫肌訓練（P.106～）

➡ 可以交替反覆進行

（第 5 週之後）

第9～12週

腳踝按摩 & 伸展
（P.118～）

強化腰腿功能的擺腿運動
（P.111～）

＋

步行10分鐘
（P.135～）

可以視個人身體狀況追加進行！

零負擔護膝伸展
（P.85～）

舒緩僵硬肌按摩法
（P.81～）

2 個月打造不生病的

在本書最後，我將自己為整復院患者所安排的「90 天消除膝痛療程」稍加變化後，設計成以書中介紹的按摩和伸展運動為主的 2 個月訓練計畫，這是特別為本書讀者所精心設計「打造不生病的 100 歲腰腿訓練計畫」。

已出現疼痛症狀者， 請從以下的暖身運動 & 按摩開始！

	第 1 ～ 2 週	第 3 ～ 4 週
早	床上伸展運動 (P.73～)	懶人伸展運動 (P. 77～)
晚	洗完澡後可以直接進行！ 舒緩僵硬肌按摩法 (P.81～)	

解痛逆齡強腿伸展法：超過 1 萬人見證！擺腿 10 次就有效，打造不生病的 100 歲腰腿訓練計畫 / 笹原健太郎著 . -- 初版 . -- 新北市：晴好出版事業有限公司出版：遠足文化事業股份有限公司發行 , 2023.08
面；　公分
ISBN 978-626-97511-8-1(平裝)

1.CST: 健康法 2.CST: 健身操 3.CST: 腿

411.1　　　　　　　　112011182

Health 001

解痛逆齡強腿伸展法

超過 1 萬人見證！擺腿 10 次就有效，打造不生病的 100 歲腰腿訓練計畫

作者｜笹原健太郎
譯者｜周奕君
封面設計｜比比司設計工作室
內文排版｜周書宇
特約編輯｜周書宇

出版｜晴好出版事業有限公司
總編輯｜黃文慧
副總編輯｜鍾宜君
行銷企畫｜胡雯琳
地址｜10488 台北市中山區復興北路 38 號 7F 之 2
網址｜https://www.facebook.com/QinghaoBook
電子信箱｜Qinghaobook@gmail.com
電話｜(02) 2516-6892
傳真｜(02) 2516-6891

發行｜遠足文化事業股份有限公司
（讀書共和國出版集團）
地址｜231 新北市新店區民權路 108-2 號 9F
電話｜(02) 2218-1417
傳真｜(02) 22218-1142
電子信箱｜service@bookrep.com.tw
郵政帳號｜19504465
（戶名：遠足文化事業股份有限公司）
客服電話｜0800-221-029
團體訂購｜02-22181717 分機 1124
網　　址｜www.bookrep.com.tw
法律顧問｜華洋法律事務所／蘇文生律師
印　　製｜東豪印刷

初版一刷｜2023 年 8 月
定　　價｜360 元
ISBN｜978-626-97511-8-1
EISBN (PDF)｜9786269751198
EISBN (EPUB)｜9786269759002